Die erfolgreiche hCG-Diät

MIX-VERSION

W0292380

Schnell abnehmen und Fett verbrennen

Lecker-leichte Rezepte für die Stoffwechselkur

aus dem Thermomix®

Inhalt

Die HCG Diät

Begriffserklärung hCG – Was ist das überhaupt?

Das hCG steht für humanes Choriongonadotropin und ist ein Botenstoff, welches eine eiweißreiche Struktur aufweist. hCG wird vom Körper selbst gebildet und dient vor allem während der Schwangerschaft der Erhaltung des jungen Embryos. Aber nicht nur bei schwangeren Frauen ist das Hormon im Körper nachzuweisen. Auch Frauen, die sich derzeit in keiner Schwangerschaft befinden und Männer haben das hCG im Körper. Der Normalwert beträgt hierbei 5 IU/Liter. Bei schwangeren Frauen steigt der Wert des humanen Choriongonadotropin in den ersten Schwangerschaftswochen rapide an. Zwischen der 10. und 12. Schwangerschaftswoche ist dieser Wert auf dem Höhepunkt. In dieser Zeit liegt er nämlich bei 230.000 IU/Liter. Danach sinkt der Wert wieder ab. Am Ende der Schwangerschaft hat die Frau noch ungefähr 40.000 IU/Liter. Das Hormon erreicht ungefähr nach etwa 14 Tagen wieder den Normalwert.

Wir haben gesehen, dass das hCG-Hormon nicht grundlos im Körper gebildet wird. Während der Schwangerschaft dient es unter anderem dazu, dass sich das befruchtete Ei in die Gebärmutterschleimhaut einnistet, der Embryo im Mutterleib erhalten bleibt und ein möglicher Abgang verhindert wird. Das sind aber nicht die einzigen Eigenschaften, die das hCG hat. In den 50er Jahren fand der britische Endokrinologe Dr. Simeons heraus, dass das Hormon durchaus noch einen anderen Nutzen hat. Dank des Hormons werden dem Körper nämlich genau die Fettzellen entzogen, die bei anderweitigen Diäten nicht berührt werden.

Erfolgreich abnehmen mit der hCG-Diät

Die Kernannahme von Dr. Simeons bleibt bei den Weiterentwicklungen der Diätform in der heutigen Zeit erhalten. Das hCG Hormon, welches vom Körper selbst gebildet wird, ist essentiell für den Stoffwechsel und fördert den Zugriff auf die Fettreserven. Bei der hCG-Diät wird genau die Art von Botenstoff durch verschiedene Präparate aufgenommen. Früher, zu Zeiten Simeons, wurde die nötige hCG-Dosis mit Hilfe von Spritzen oder anderen industriell hergestellten Hormonen in den Körper aufgenommen. Statt Spritzen und Präparaten mit künstlich hergestellten Hormonen werden heutzutage homöopathische Produkte wie Tropfen oder Globuli verwendet.

Es gibt kaum einen Heilpraktiker, der einen während der Diät mit einer Behandlung von Spritzen unterstützt. Spritzen und Präparate, in denen Hormone erhalten und die vor allem in den USA verbreitet sind, können mit vielen Nebenwirkungen einhergehen und sind daher nicht zu empfehlen. Ein erhöhtes Krebsrisiko, Schwindel und Übelkeit sind hierbei einige Nebenwirkungen von vielen.

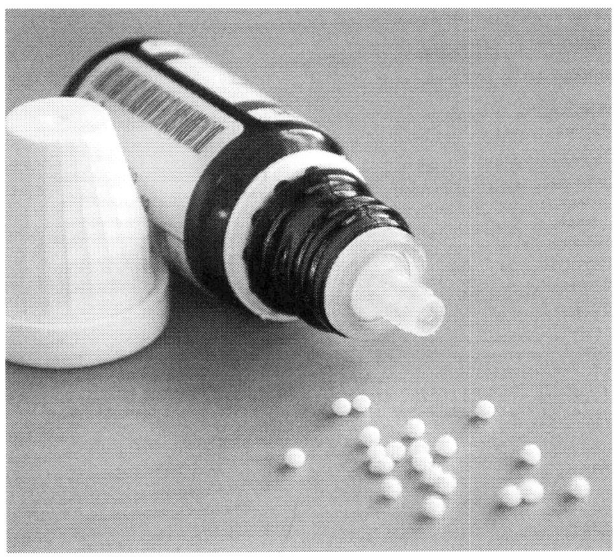

Die hCG-Diät ist für Frauen und für Männer geeignet und ist auch unter dem Namen Stoffwechseldiät bekannt. Diverse Globuli und Tropfen unterstützen bei der hCG-Diät den Abnehmprozess. Globuli, bis zu einer Potenz von C12, sind empfehlenswert. Von Präparaten, die diese Richtlinie übersteigen, wird abgeraten.

Die hCG-Diät beläuft sich auf mindestens drei Wochen und besteht währenddessen aus drei Phasen. Die Vorbereitungsphase, die man vor dem eigentlichen Beginn der Diät durchführt, sorgt dafür, dass der Stoffwechsel vor der hCG-Diät auf das Höchste intensiviert wird. Danach folgt die eigentliche Diätphase, die der wichtigste Bestandteil dieser Diätform ist. Nachdem die eigentliche Diätphase abgeschlossen ist, ist der nächste Schritt, dass das Gewicht auch langfristig gehalten wird. Damit das erfolgt, muss die letzte und dritte Phase der hCG-Diät durchgeführt werden: die Stabilisierungsphase. Vor der Stabilisierungsphase kann aber durchaus die Diätphase wiederholt und bis zu sechs Wochen verlängert werden, falls ein größerer Gewichtsverlust angestrebt wird.

Mit Hilfe der hCG-Diät geht es den Problemzonen an den Kragen, denn es werden hauptsächlich auf die Fettreserven zugegriffen, die der Körper über längere Zeit gespeichert hat. Durch das optimierte Abnehm-Programm bleiben Hungerattacken aus und man fühlt sich während der hCG-Diät weiterhin energiegeladen - die Leistungsfähigkeit von Körper, Gehirn und Geist bleibt erhalten.

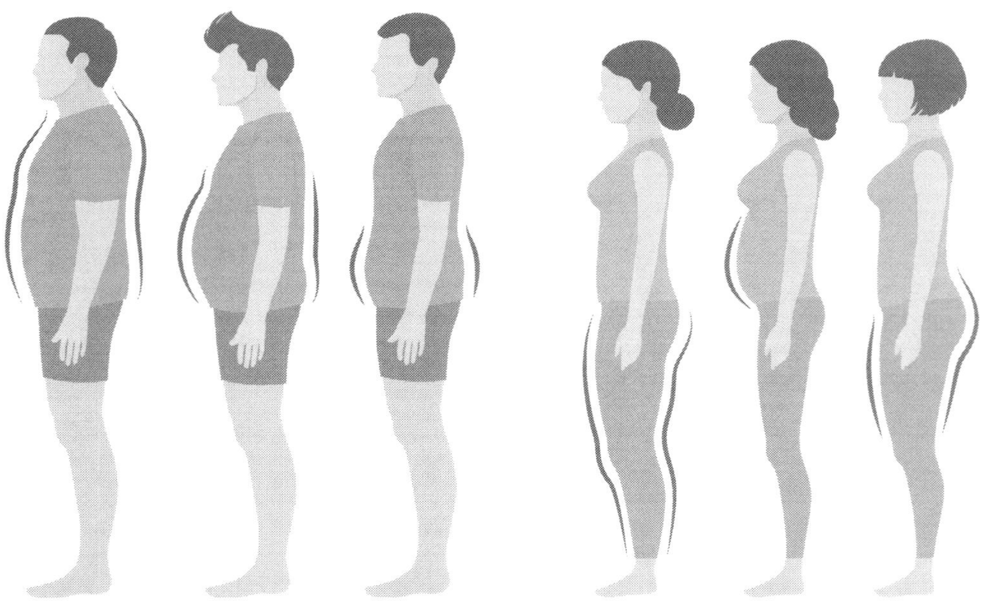

Phasen der hCG-Diät – der Überblick

Es gibt bei einer hCG-Diät drei verschiedene Phasen, die alle ihren Nutzen zum Erfolg haben:

Die Vorbereitungsphase

Bevor die eigentliche Phase dieser Diät beginnt, erfolgt eine Vorbereitungsphase, die unmittelbar (zwei Tage vor dem tatsächlichen Diätbeginn) einsetzt. In dieser Phase sind den Bedürfnissen keine Grenzen gesetzt.

Dauer: 2 Tage
In der Vorbereitungsphase, die aus **zwei Schlemmertagen** besteht, ist es erlaubt, so viel wie möglich zu essen. Dabei ist auch bei der Wahl der Nahrung alles erlaubt. Viel Fett, Kohlenhydrate und übergroße Portionen sind empfehlenswert. Das klingt zu schön um wahr zu sein und regt erst einmal zum Nachdenken an. Wie können diese zwei Tage dafür sorgen, später das gewünschte Gewicht zu verlieren? Die starke Anregung des Stoffwechsels, die während den zwei Tagen entsteht, ist das Ziel und die Voraussetzung dafür, dass später die Pfunde purzeln können und kein Hungergefühl während der ersten Zeit entsteht. Es kann durchaus sein, dass man in der ersten Zeit nach der Vorbereitungsphase ein paar Kilo zunimmt. Das kommt von der verstärkten Kalorienaufnahme, die in der Vorbereitungsphase erfolgt ist. Diese dazugekommenen Kilos werden aber definitiv in der Diätphase wieder abgebaut werden.

Wichtig: Einnahme der hCG Globuli oder Tropfen beginnt!
Sie beginnen bereits in den zwei Vorbereitungstagen mit der Einnahme der hCG Globuli oder Tropfen.

Die Diätphase

Dauer 21 Tage
Die Phase, die sich der Vorbereitungsphase anschließt, ist der wichtigste Bestandteil während der hCG-Diät. Diese Phase nennt sich Diätphase und dauert **mindestens 21 Tage.**

Verlängerung
Diese Phase kann nach Belieben aber auch verdoppelt werden, sodass sie sich über eine Länge von 6 Wochen erstreckt. Diese Dauer sollte aber auch nicht überzogen werden.

Pause/Wiederholung
Wird eine Pause von weiteren sechs Wochen eingelegt, kann eine dritte Phase begonnen werden.

Einnahme der Globuli oder Tropfen während der gesamten Diätphase
Auch während der Diätphase sollten die Globuli oder Tropfen täglich eingenommen werden.

Kalorienanzahl
Die maximale tägliche Kalorienanzahl sollte **zwischen 500 bis 600 Kalorien** liegen. Bei der Diätphase ist von einer höheren Kalorienanzahl abzuraten.

Auf das sollten Sie achten:

- Auf Fett und Zucker wird verzichtet. Ebenso ist der Verzehr von Kohlenhydraten und Alkohol verboten.
- In der Dauer der Diätphase soll nur auf Lebensmittel zurückgegriffen werden, die während der hCG-Diät erlaubt und geeignet sind. Welche das sind erfahren Sie im nächsten Kapitel. Frische und noch unverarbeitete Lebensmittel eignen sich perfekt für eine hCG-Diät. Fertige Produkte weisen eine hohe Anzahl an Zucker und Fetten auf und sind daher nicht empfehlenswert.
- Bei den Mahlzeiten ist darauf zu achten, dass auch diese ohne Zugabe von Fetten zubereitet werden. Hierbei eignen sich z.B. das Durchbraten/Dünsten in einer Teflonpfanne, Dampf-Garen, ein Tischgrill oder die Zubereitung im Thermomix® am besten.
- Wie bei jeder anderen Diät ist auch bei der hCG-Diät eine ausreichende Flüssigkeitsaufnahme essentiell. Mindestens zwei Liter Wasser (am besten stilles Wasser) sollten während dieser Phase aufgenommen werden.

Erlaubte und verbotene Lebensmittel in der Diätphase

Die Ernährung bei der hCG-Diät bilden vor allem fettfreie, kohlenhydratarme und zuckerfreie Lebensmittel. Der Schwerpunkt der Ernährung liegt auf Gemüse und magerem Fleisch. Es können auch einige Früchtesorten verspeist werden. Hier zeigen wir Ihnen, welche Lebensmittel in der Diätphase geeignet sind.

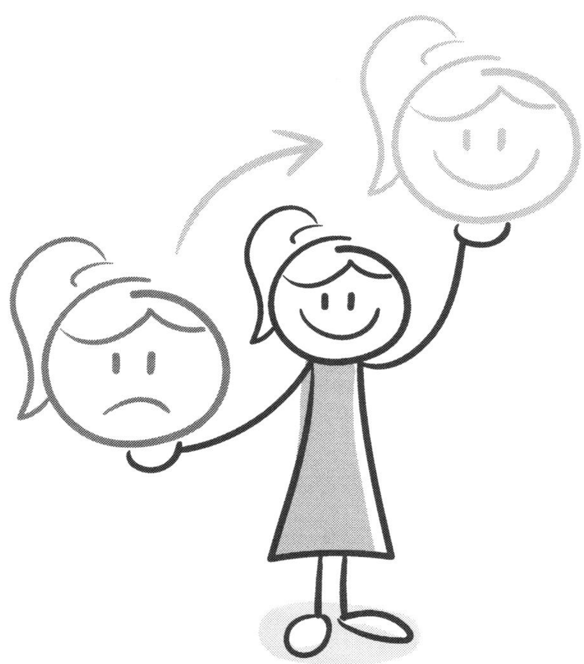

Fleisch

Das Fleisch sollte keinen zu hohen Fettgehalt aufweisen und daher mager sein. Dazu eignen sich vor allem Fleisch von Hähnchen und Pute. Nachfolgend gibt es eine zusammengefasste Liste von den Fleischsorten, auf die während einer hCG-Diät zugegriffen werden können:

- ❑ mageres Hähnchenfleisch (Brust oder Schnitzel)
- ❑ mageres Putenfleisch (Brust oder Schnitzel)
- ❑ mageres Rinderfleisch (Steak, Roastbeef, Filet, Tatar)
- ❑ mageres Schweinefleisch (Filet oder Schnitzel)
- ❑ Hirschsteak
- ❑ Hähnchen- oder Kalbsleber

Fisch und Meeresfrüchte

Bei Fisch sollte das Augenmerk auf fettarmen Fisch liegen. Dieser ist auch oft durch eine weiße Fleischfarbe gekennzeichnet. Nachfolgend finden Sie Beispiele von erlaubten Fischsorten und Meeresfrüchten:

- ❑ Wildlachsfilet
- ❑ Kabeljau
- ❑ Thunfisch
- ❑ Krabben
- ❑ Garnelen
- ❑ Seezunge
- ❑ Zander
- ❑ Hecht
- ❑ Heilbutt
- ❑ Austern

Gemüse

Beim Gemüse ist man am wenigsten eingeschränkt. Fast jedes Gemüse eignet sich für eine Mahlzeit während der hCG-Diät. Manche Gemüsesorten enthalten zu viele Kohlenhydrate (z.B. Kartoffeln), auf diese sollte verzichtet werden. Geeignete Gemüsesorten sind zum Beispiel:

- ❑ Cherry-, Fleisch- und Rispentomaten
- ❑ Zucchini
- ❑ Salatgurke
- ❑ Paprika
- ❑ Spinat (frisch oder tiefgefroren)
- ❑ grüner Spargel
- ❑ Champignons
- ❑ Salat
- ❑ Auberginen
- ❑ Zwiebel, Frühlingszwiebel und Schalotten
- ❑ Lauch
- ❑ Kohl
- ❑ Brokkoli
- ❑ Radieschen
- ❑ Sellerie

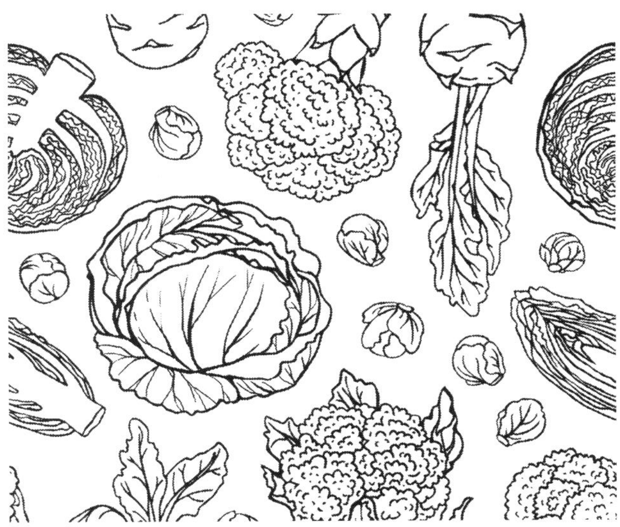

Obst

Die Fruchtauswahl ist hingegen schon etwas eingeschränkter. Dennoch wird auch hier eine befriedigende Auswahl gelistet, die während der hCG-Diät in die Mahlzeiten aufgenommen werden können. Wichtig bei den Obst- und Früchtesorten ist es, dass Sie dabei auf Sorten zurückgreifen, die einen niedrigen Kohlenhydratgehalt haben. Bananen sind beispielsweise eine ungeeignete Sorte.

- ❑ Saurer Apfel (z.B. Granny Smith)
- ❑ Grapefruit
- ❑ Beeren (Himbeeren, Stachelbeeren, Heidelbeeren, Erdbeeren, Johannisbeeren)
- ❑ Zitronen

Milchprodukte

Bei den Milch- und Molkereierzeugnissen sollte man sich ebenfalls auf die Produkte konzentrieren, die einen geringen Fettanteil aufweisen:

- ❑ fettarme Milch 0,1% (Magermilch)
- ❑ fettarmer Frischkäse 0,1 %
- ❑ Hüttenkäse 0,8%
- ❑ Harzer Käse
- ❑ Magerquark
- ❑ fettarmer Jogurt 0,1%

Gewürze

Bei den Gewürzen gehen die Meinungen der Experten auseinander. Möchte man auf der sicheren Seite sein, sollte beim Würzen der Gerichte nur Salz und Pfeffer benutzt werden. Es können auch durchaus Gewürzmischungen verwendet werden, die keinen Zucker beinhalten. Auch die Stärke, die in vielen Gewürzen vorhanden ist, sollte beachtet werden. Stärke ist bei der hCG-Diät nämlich nicht erlaubt und wirkt sich kontraproduktiv auf den Erfolg aus. Mit frischen Kräutern können die Mahlzeiten abgeschmeckt werden.

Getränke

Ungesüßter Tee, frisches und stilles Mineralwasser und schwarzer Kaffee sind Getränke, die bei einer hCG-Diät erlaubt sind. Es ist wichtig, während der Diätphase ausreichend Wasser aufzunehmen.

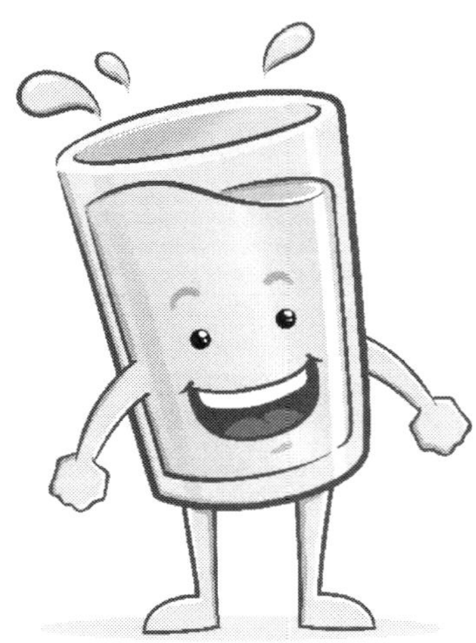

Süßungsmittel

Die Mahlzeiten werden bei dieser Diätform nicht gezuckert. Alle Produkte, die Zucker enthalten, sind in dieser Zeit verboten. Es gibt aber durchaus Süßungsmittel, die null Kalorien beinhalten. Folgende Süßungsmittel eignen sich für die hCG-Diät und sind erlaubt:

- ❑ Erythrit
- ❑ Stevia
- ❑ Saccharin

Ungeeignete Lebensmittel

Wir konnten nun sehen, welche Lebensmittel guten Gewissens verspeist werden können. Neben den erlaubten Lebensmitteln, gibt es natürlich auch Lebensmittel, die sich nicht gut für den Erfolg der Diät eignen. Ein paar Lebensmittel wurden ja bereits schon genannt. Damit aber auch ein kompletter Überblick gewährleistet werden kann, befassen wir uns nochmal genauer mit den sogenannten „verbotenen“ Lebensmitteln.

- ❑ Fast Food wie Hamburger, Pizza etc.
- ❑ fettiges Fleisch (vor allem Sorten von Schweine- und Lammfleisch)
- ❑ fettiger Fisch (z. B. Lachs)
- ❑ kohlenhydratreiche Lebensmittel Kartoffeln wie z.B. Nudeln, Reis, Brot, Semmeln
- ❑ kohlenhydratreiches Obst wie Bananen, Weintrauben, Ananas
- ❑ Süßigkeiten
- ❑ Alkohol
- ❑ Öle und Fette

Ein Tagesbeispiel für die Diätphase

Die hCG-Diät soll durch verschiedene Präparate wie z.B. hCG-Globuli oder hCG-Tropfen unterstützt werden. Für jedes Produkt gelten andere Einnahmeempfehlungen. Bitte lesen Sie die Packungsbeilage genau durch und halten Sie sich an die Dosierungsrichtlinien.

Wir zeigen Ihnen, wie ein typischer Mahlzeitenplan mit Anwendung von hCG-Tropfen (wie z.B. von Hormony) über den Tag hinweg aussehen kann. Sie sollten die Tropfen etwa 10 Min. vor dem Essen einnehmen, Dosierung siehe Empfehlung meist 3x10 Tropfen.

Tagesablauf	
Nach dem Aufstehen	• Erste Einnahme des Präparats
Frühstück	• Schwarzer Kaffee oder ungesüßter Tee, Proteinshake (optional)
Vormittagssnack	• Obst als Snack
Mittagessen	• Zweite Einnahme des Präparats • 100 g Proteine (z.B. Fleisch, Fisch oder Tofu) mit Salat oder Gemüse
Nachmittagssnack	• Obst oder Früchte als Snack (nicht zwingend, nur falls im Kalorien-Rahmen)
Abendessen	• Dritte Einnahme des Präparats • 100 g Proteine (z.B. Fleisch, Fisch oder Tofu) mit Salat oder Gemüse

Bitte denken Sie daran, dass Sie die Gesamtkalorienmenge von 500-600 kcal der erlaubten Lebensmittel nicht überschreiten.

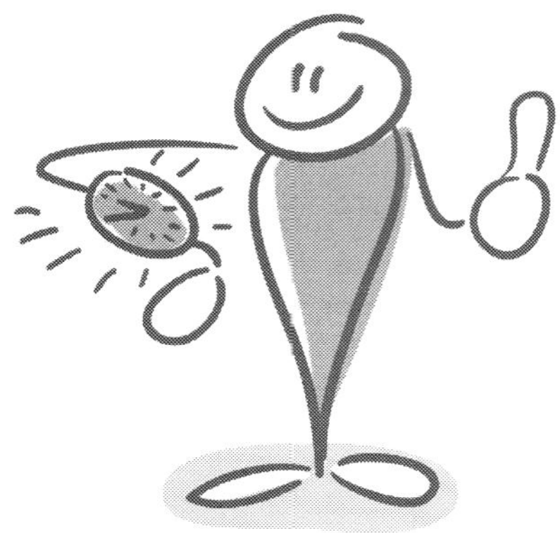

Nützliche Tipps und Tricks

Jede Diät ist oftmals am Anfang etwas schwierig. Deshalb gibt es an dieser Stelle ein paar nützliche Tipps und Tricks, mit denen die hCG-Diät erleichtert und unterstützt werden kann und zum Erfolg führt.

Tipp Nr. 1

Eine ausgewogene Ernährung stillt das Hungergefühl
Ernähren Sie sich von einer ausgewogenen Menge an den erlaubten Lebensmitteln. Vermeiden Sie Mahlzeiten, die nur auf Fleisch ausgerichtet sind, aber achten Sie auf genügend Protein.

Tipp Nr. 2

Ausreichend Bewegung an der frischen Luft
Während der hCG-Diät (und selbstverständlich auch für die Zukunft), ist eine ausreichende Bewegung produktiv.

Tipp Nr. 3

Vermeiden Sie fettige Pflegeprodukte
Während einer hCG-Diät sollte nicht nur auf fetthaltige Speisen und Getränke verzichtet werden. Auch bei Pflegeprodukte sollte man auf den Fettgehalt achten, weil Fett über die Haut aufgenommen wird. Daher sind möglichst nur fettfreie Gels und Pflegeprodukte zu benutzen (Aloe Vera-Gel etc.)

Tipp Nr. 4

Entgiftung und Entschlackung fördern
Ein Basenbad hat eine sehr positive Wirkung auf die Entgiftung. Das Bad kann während und nach der hCG-Diät eine sehr effektive Methode sein, um den Körper von Giftstoffen zu reinigen. Das Basenbad können Sie ein bis zweimal die Woche anwenden.

Die Sauna ist ideal für die Entschlackung. Durch das Schwitzen werden auch hier Giftstoffe aus dem Körper ausgeschieden und ebenso wird der Stoffwechsel angeregt.

Tipp Nr. 5

Achten Sie nach der Diätphase genau auf Ihr Gewicht
Die ständige Beobachtung des Gewichts ist vor allem nach der Diätphase unerlässlich. Jeder Körper ist verschieden und reagiert dementsprechend auch anders nach einer Diätphase. Nach dem Sparmodus kann schnell ein Jo-Jo-Effekt die Folge sein. Darum halten Sie die Stabilisierungsphase ein und schrauben Sie die Kalorien langsam wieder nach oben.

hCG- Nahrungsergänzung

Bei der hCG-Diät sollte zur Unterstützung der Entgiftung und Vorbeugung von Vitaminmangel wegen der geringen Nahrungsmittelaufnahme mit Nahrungsergänzungsmitteln gearbeitet werden. Diese wären:

MSM (Methylsulfonylmethan)

Im Verlauf einer hCG-Diät wird der Körper nicht ausreichend mit Schwefel versorgt. Das kann zu gesundheitlichen Beeinträchtigungen wie beispielsweise Leberproblemen, Durchblutungsstörungen oder brüchigen Fingernägeln führen. Durch die Einnahme von MSM wird dem Körper organischer Schwefel zugeführt und die Schwefelunterversorgung behoben. MSM kann generell Schmerzen lindern und sorgt für ein straffes Hautbild.

OPC (Traubenkernextrakt)

Bei OPC handelt es sich um ein Antioxidans zur Regulierung des Säurehaushalts sowie des Stoffwechsels während der hCG-Diät. Das Nahrungsergänzungsmittel optimiert die Blutzirkulation, fördert die Gedächtnisleistung und verlangsamt den Hautalterungsprozess.

Vitamine & Mineralstoffe

Auch während einer hCG-Diät muss der menschliche Körper mit den für ihn relevanten Nährstoffen versorgt werden. Hierfür eignen sich spezielle Vitamin- und Mineralstofftabletten. Diese können bequem in die tägliche Ernährung integriert werden.

Proteinpulver

Alternativ dazu kann man bei der Nährstoffversorgung auch auf Proteinpulver zurückgreifen. Man sollte nur darauf achten dass der Artikel in Wasser löslich ist, über wenig Kohlenhydrate und Fett verfügt und gut schmeckt.

Flohsamenschalenpulver

Flohsamenschalen sind fester Bestandteil unzähliger Diäten. Da bildet auch die hCG-Diät keine Ausnahme. Flohsamenschalen, welche in Reinform oder als Pulver eingenommen werden können, sind reich an Ballaststoffen, Kohlenhydraten und Eiweiß. Darüber hinaus sind sie kalorienarm, quellend und sättigend. Bei Diäten wird Flohsamenpulver in erster Linie zur Anregung der Darmfunktion eingesetzt.

Omega3-Kapseln

Omega3-Kapseln führen dem Körper wesentliche Fettsäuren zu und begünstigen den Zellstoffwechsel.

Die Stabilisierungsphase

Dauer: 21 Tage

Viele Diäten weisen anschließend einen Jo-Jo-Effekt auf, der sich aufgrund des Verhaltens des Körpers während einer Diät entwickelt. Der Körper ist bei fast allen Diäten auf eine geringe Kalorienaufnahme in Form von Verzicht auf Kohlenhydrate, Zucker und Fette, ausgerichtet. Ist diese Diätphase vorbei und wird die Ernährung wieder normalisiert, führt das dazu, dass der Körper die Lebensmittel in Form von Energie als Fettpolster speichert. Man nimmt also wieder zu, was man in der Diät abgenommen hat. In Extremfällen erhöht sich das Gewicht enorm und das Gewicht von früher wird sogar noch übertroffen. Während der Diät stellt sich der Körper also auf einen Sparmodus um.

Auch bei der hCG-Diät kann ein Jo-Jo-Effekt nach Abschluss der Diätphase hervorgerufen werden. Damit das erreichte Gewicht auch langfristig gehalten werden kann, muss nach der Diätphase die Stabilisierungsphase eingeleitet werden. In dieser Phase wird der Stoffwechsel wieder reguliert, damit er sich nicht nachteilig auf das Gewicht auswirken kann. Wichtig bei der Stabilisierungsphase ist es, dass nicht auf alle gewohnten Lebensmittel zur gleichen Zeit zugegriffen wird. Die Nahrungsaufnahme sollte Stück für Stück angepasst werden. Der Körper hat über eine längere Zeit auf übermäßig große Mahlzeiten verzichtet. Auch die Arten der Lebensmittel waren hierbei eingeschränkt. Damit der Körper langsam an die ursprüngliche Ernährung gewöhnt wird, empfiehlt es sich, mehrere kleine Mahlzeiten über den Tag hinweg zu verteilen. Es sollten auch nicht zu große Mengen an Kohlenhydraten, Zucker und Fetten gleichzeitig aufgenommen werden, sondern eher nach und nach wieder in die Mahlzeiten integriert

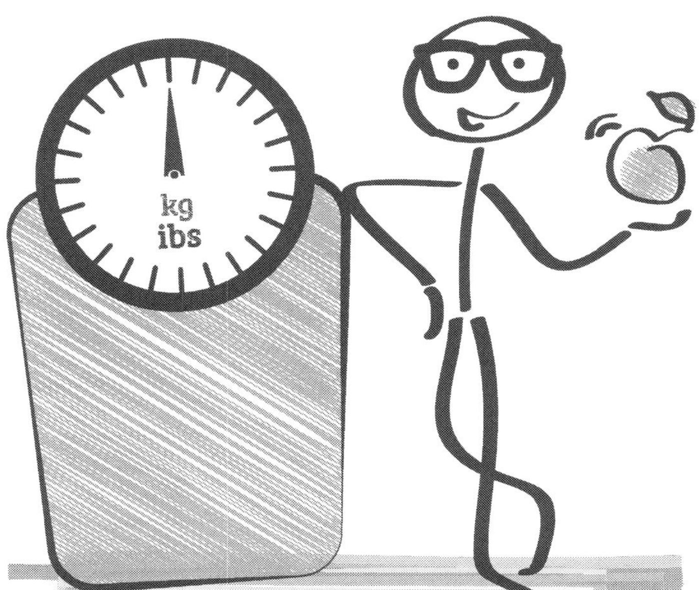

REZEPTE FÜR DIE STRENGE PHASE

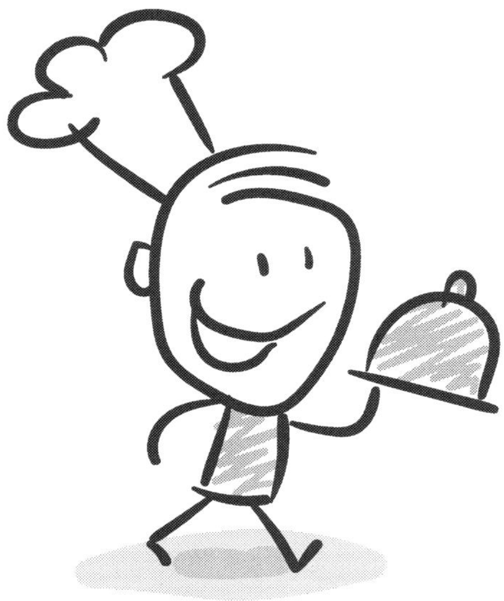

Braten und Dünsten in der strengen Diätphase
Für die Diätphase sollte beim Braten und Dünsten auf Öle und Fette verzichtet werden. Dazu eignet sich eine gut beschichtete Pfanne und/oder etwas Wasser oder Gemüsebrühe in Pfanne, Topf und Thermomix.

Hack-Gemüse-Suppe

Für 2 Portionen
Pro Portion: 277 kcal/ 16,3 g KH/ 24,9 g P / 11,1 g F/

Zutaten:

2 Zwiebeln
6 Champignons
1 Zucchini
200 g Gemüsebrühe
200 g Putenhackfleisch
1 Dose gehackte Tomaten (400 g)
1 EL Tomatenmark
1 EL (Kräuter-) Frischkäse 0,2 % (optional)
1 EL Petersilie gehackt
½ TL getrockneter Majoran
Salz, Pfeffer

Zubereitung:

1. Zwiebel abziehen, vierteln, in den Mixtopf geben 5 Sek/Stufe 5 zerkleinern.
2. Champignons putzen und in Scheiben schneiden.
3. Zucchini waschen und in kleine Würfel schneiden.
4. 2 EL der Gemüsebrühe und das Hackfleisch in den Thermomix geben und 5 Min/Varoma/Linkslauf/Stufe 1 dünsten.
5. Gemüsestücke, restliche Gemüsebrühe, gehackte Tomaten, Tomatenmark, Petersilie und Majoran hinzufügen und 15 Min/100°C/Linkslauf/Stufe 1 fertig kochen.
6. Mit Salz und Pfeffer abschmecken und Frischkäse (optional) kurz vor dem Verzehr 20 Sek/60°C/Linkslauf/Stufe 1 mit einrühren.

Kohlrabi-Suppe

Für 2 Portionen
Pro Portion: 92 kcal/ 12,4 g KH/ 6,9 g P / 0,8 g F/
vegetarisch (bei Zubereitung ohne Frischkäse: vegan)

Zutaten:

1 Zwiebel

1-2 Kohlrabis (ca. 500 g)

1 Knoblauchzehe

500 g Gemüsebrühe (ohne Zuckerzusatz und fettarm)

1 EL Petersillie gehackt

1 EL (Kräuter-) Frischkäse 0,2 % (optional)

Salz, Pfeffer

Zubereitung:

1. Zwiebel abziehen, Kohlrabi schälen, Knoblauch abziehen.
2. Zwiebel und Knoblauch in den Mixtopf geben und 5 Sek/Stufe 5 zerkleinern.
3. Kohlrabi hinzugeben und 5 Sek/Stufe 6 zerkleinern.
4. Brühe hinzufügen und 10-15 Min./100°C/Stufe 1 garen.
5. Danach 20 Sek/ Stufe 5 - 9 schrittweise ansteigend die Suppe pürieren.
6. Vor dem Verzehr Petersilie und evtl. Frischkäse (optional) einrühren und mit Salz und Pfeffer abschmecken, 10 Sek/Stufe 3.

Tipp: Proteinbeilage z.B. 100 g gebratenes Fleisch pro Portion wie Rinderfiletstreifen.

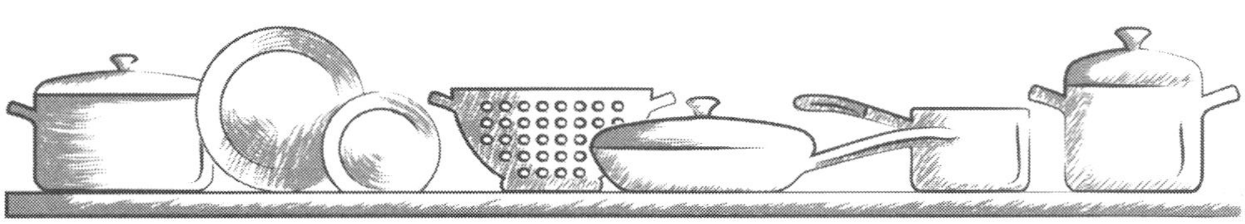

Gulaschsuppe

Für 2 Portionen
Pro Portion: 272 kcal/ 23 g KH/ 22 g P / 8,5 g F/

Zutaten:

1 Knoblauchzehe

2 Zwiebeln

500 g Gemüsebrühe (ohne Zuckerzusatz und fettarm)

2 Paprika (z.B. rot und gelb)

250 g Rindergulasch

1 Dose geschälte Tomaten (ca. 400 g)

2 EL Tomatenmark

Gewürze nach Wahl: Salz, Pfeffer, Paprikapulver (edelsüß, scharf), Chiliflocken

Zubereitung:

1. Knoblauch und Zwiebeln abziehen, in den Mixtopf geben und 5 Sek./Stufe 5 zerkleinern.
2. 2 EL Gemüsebrühe dazugeben und 3 Min./100°C/Stufe 1 andünsten.
3. Paprika waschen und in Streifen schneiden.
4. Fleisch und Paprika hinzugeben und 5 Min./Varoma/Linkslauf/Stufe 1 andünsten.
5. Geschälte Tomaten, Tomatenmark, restliche Brühe und Gewürze dazugeben und 25 Min./100°C/Linkslauf/Stufe 1 weiter garen
6. Mit Salz, Pfeffer und Gewürzen nach Wahl abschmecken.

Tipp: Ordentlich mit Paprika würzen und Chili heizt die Fettverbrennung an.

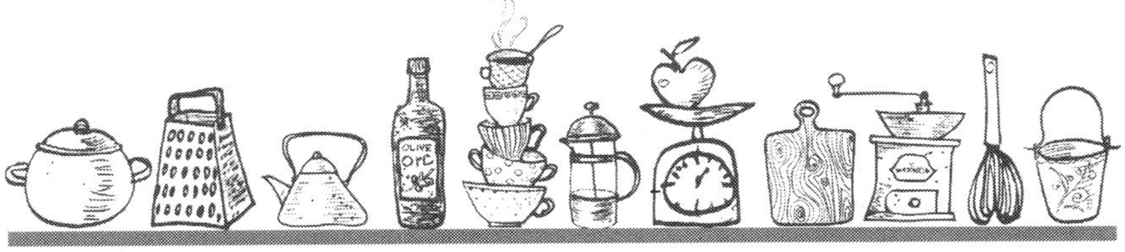

Brokkoli-Cremesuppe

Für 2 Portionen
Pro Portion: 110 kcal/ 10,1 g KH/ 11,6 g P / 0,8 g F/
vegetarisch (bei Zubereitung ohne Frischkäse: vegan)

Zutaten:

1 Zwiebel

500 g Gemüsebrühe (ohne Zuckerzusatz und fettarm)

500 g Brokkoli in Röschen.

Salz, Pfeffer, Muskatnuss

1 EL (Kräuter-) Frischkäse 0,2 % (optional)

Zubereitung:

1. Zwiebel abziehen, in Mixtopf geben und 5 Sek./Stufe 5 klein hacken.
2. 2 EL Gemüsebrühe in den Mixtopf geben und 3 Min./Varoma/Stufe 1 dünsten.
3. Brokkoli putzen, in Röschen teilen, in den Mixtopf hinzufügen und 3 Sek./Stufe 4 zerkleinern, danach 5 Min./Varoma/Stufe 1 mit andünsten.
4. Restliche Brühe und Gewürze hinzufügen und 20 Min./100°C/Stufe 1 garen.
5. Frischkäse (optional) hinzugeben und 30 Sek./Stufe 5-9 schrittweise ansteigend pürieren und mit Gewürzen abschmecken.

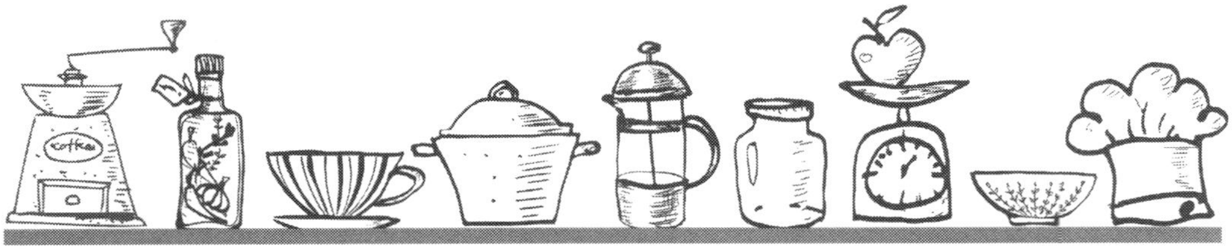

Fenchel-Senf-Suppe

Für 2 Portionen
Pro Portion: 82 kcal/ 10 g KH/ 6 g P / 2 g F/
vegetarisch (bei Zubereitung ohne Frischkäse: vegan)

Zutaten:

- 1-2 Knollen Fenchel (ca. 500 g)
- 1 Zwiebel
- 500 g Gemüsebrühe (ohne Zuckerzusatz und fettarm)
- 1 ½ EL (Dijon-)Senf (ohne Zucker)
- Salz, Pfeffer
- 1 EL (Kräuter-) Frischkäse 0,2 % (optional)

Zubereitung:

1. Fenchel schälen und in große Stücke schneiden.
2. Zwiebel abziehen, halbieren und 5 Sek./Stufe 5 zerkleinern.
3. Fenchelstücke und 2 EL Gemüsebrühe zu den Zwiebeln hinzufügen und 5 Min./Varoma/Stufe 1 andünsten.
4. Restliche Brühe und Senf hinzugeben, nach Bedarf würzen und 25 Min./100°C/Stufe 1 garen.
5. Frischkäse (optional) hinzugeben und 30 Sek./Stufe 5-9 schrittweise ansteigend pürieren und abschmecken.

Tipp: Als Beilage eignen sich z.B. Garnelen oder Hähnchenbruststreifen.

„Falscher" Kartoffelsalat

Für 2 Portionen
Pro Portion: 182 kcal/ 16,1 g KH/ 19,1 g P / 3 g F/

Zutaten:

2 Kohlrabis (ca. 600 g)

500 g Wasser

¼ Gurke

1 Schalotte (oder ½ Zwiebel)

100 g Frischkäse 0,2 %

Gewürze nach Bedarf: Salz, Pfeffer, Paprikapulver edelsüß, Currypulver

1 TL (Dijon-)Senf (ohne Zucker)

1 EL Essig (ohne Zucker)

50 g Lachsschinken

Zubereitung:

1. Kohlrabi schälen und in Scheiben schneiden.
2. Kohlrabi in Varoma legen. Wasser in Mixtopf füllen und Varoma aufsetzen. 20 Min./Stufe 1 garen.
3. Kohlrabi abkühlen lassen. Danach in mundgerechte Stücke schneiden und in eine Schüssel geben.
4. Gurke schälen und in Würfel schneiden, Schalotte abziehen.
5. Schalotte in Mixtopf geben und 4 Sek./Stufe 5 zerkleinern.
6. Frischkäse, Gewürze, Senf und Essig hinzugeben und 15 Sek./Stufe 3 verrühren.
7. Gurkenwürfel hinzugeben und 5 Sek./Linkslauf/Stufe 3 vermengen.
8. Alles zum Kohlrabi geben.
9. Lachsschinken in Stücke schneiden, evtl. in einer Pfanne anbraten (optional) und über den Salat geben.

Tipp: Mit gekochten Eiern servieren.

Salat mit gegrillten Putenstreifen

Für 2 Portionen
Pro Portion: 176 kcal/ 12,4 g KH/ 22,8 g P / 3,9 g F/

Zutaten:

250 g Putenbrust

Salz, Pfeffer

2 EL Gemüsebrühe

300 g gemischter Salat (z.B. Lollo Rosso, Endivien, Feldsalat)

6 Cherrytomaten

½ Gurke

½ Zwiebel

1 EL gehackte Petersilie (oder Kräuter nach Wahl)

3 EL Essig (ohne Zucker)

1 EL (Dijon-) Senf (ohne Zucker)

Zubereitung:

1. Putenbrust würzen und in Streifen oder mundgerechte Stücke schneiden.
2. In den Mixtopf geben, 2 EL Gemüsebrühe hinzufügen und für 8 Min./Varoma/Linkslauf/Stufe 1 andünsten.
3. Salat waschen und trocken schleudern, zurechtzupfen, in eine Schüssel geben.
4. Cherrytomaten waschen, vierteln und zum Salat geben.
5. Gurke waschen, schälen und in Scheiben schneiden. Die Hälfte davon zum restlichen Salat geben. Die andere Hälfte für das Dressing in den Mixtopf geben.
6. Zwiebel abziehen, vierteln und auch in den Mixtopf füllen, für 5 Sek/Stufe 5 alles zerkleinern.
7. Petersilie, Essig, Senf und Gewürze hinzufügen und 10 Sek/Linkslauf/Stufe 2 vermischen.
8. Salat und Dressing gut vermengen und kurz durchziehen lassen. Mit gebratenen Putenbruststreifen servieren.

Blumenkohl-Brokkoli-Salat

Für 2 Portionen
Pro Portion: 173 kcal/ 8,2 g KH/ 19 g P / 5,6 g F/

Zutaten:

500 g Gemüsebrühe
200 g Blumenkohl
200 g Brokkoli
50 g Lachsschinken
2 Eier gekocht
2 EL Essig (ohne Zucker)
Salz, Pfeffer

Zubereitung:

1. Gemüsebrühe in den Mixtopf geben.
2. Blumenkohl und Brokkoli in Röschen schneiden und im Varoma verteilen.
3. Varoma auf den Mixtopf setzen und für 20 Min/Varoma/Stufe 1 garen.
4. Das Gemüse kurz abkühlen und noch lauwarm weiterverarbeiten.
5. Lachsschinken in kleine Würfel schneiden.
6. Eier schälen und vierteln.
7. Mixtopf leeren, Gemüsebrühe in einen anderen Behälter umfüllen (ein Teil wird für das Dressing benötigt).
8. Essig, 3 EL der Gemüsebrühe, 1 Dotter der hart gekochten Eier, Salz und Pfeffer in den Mixtopf geben und für 5 Sek/Stufe 4 vermengen.
9. Blumenkohl, Brokkoli, Lachsschinken und Dressing vermischen und mit restlichen Eiern belegen.

Krautsalat

Für 2 Portionen
Pro Portion: 70 kcal/ 10 g KH/ 3,3 g P / 0,3 g F/
vegan

Zutaten:

500 g Weißkohl
100 g Mineralwasser
150 g Essig
1 TL Salz
1 EL Erythrit
Pfeffer
Kümmel

Zubereitung:

1. Weißkohl in den Mixtopf geben und 15 Sek/Stufe 5 mit Hilfe des Spatels zerkleinern.
2. Restliche Zutaten in den Mixtopf geben und 10 Sek./Linkslauf/Stufe 2 vermengen.
3. Mind. 1 Stunde ziehen lassen.

Tipp: Passt sehr gut zu gebratenem oder gegrillten Fleisch

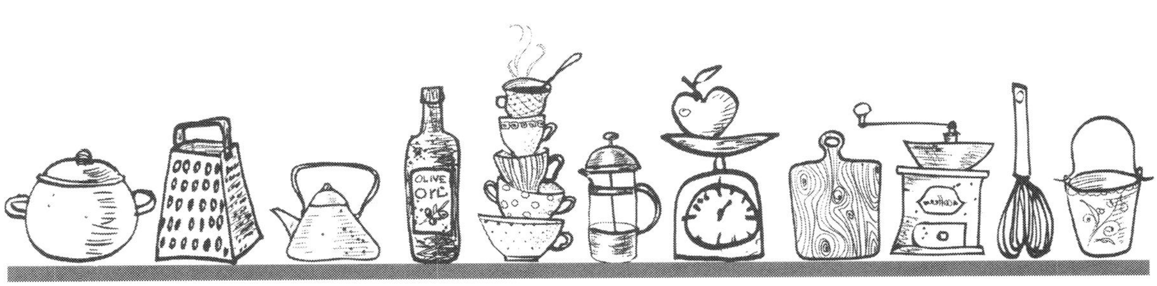

Blumenkohl-Püree

Für 2 Portionen
Pro Portion: 76 kcal/ 6,1 g KH/ 7,5 g P / 0,6 g F/
vegetarisch

Zutaten:

500 g Gemüsebrühe
1 Blumenkohl
2 EL Frischkäse 0,2 %
Salz, Pfeffer, Muskatnuss gemahlen

Zubereitung:

1. Gemüsebrühe in den Mixtopf geben.
2. Blumenkohl in Röschen schneiden und in den Varoma legen und für 15- 20 Min./100°C/Stufe 1 garen.
3. Danach Mixtopf leeren.
4. Blumenkohl und Frischkäse in den Mixtopf geben und 30 Sek/Stufe 5-9 stufenweise ansteigend pürieren und mit Gewürzen abschmecken.

Tipp: Schmeckt sehr gut mit gebratenen Zwiebeln oder Lachsschinkenwürfel vermischt oder zu gebratenem Fleisch.

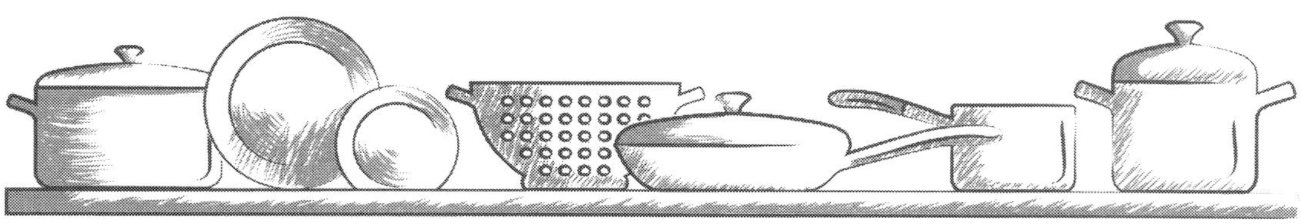

Spinat-Ei-Auflauf

Für 2 Portionen
Pro Portion: 169 kcal/ 6,4 g KH/ 20,1 g P / 6,3 g F/
vegetarisch

Zutaten:

500 g Spinat (frisch)
2 Eier + 2 Eiweiß
2 EL Hüttenkäse (mager)
Kräutersalz, Pfeffer
1 Zwiebel
1 Knoblauchzehe

Zubereitung:

1. Backofen auf 180°C Umluft vorheizen.
2. Spinat putzen und abtropfen lassen.
3. Eier, Hüttenkäse und Gewürze in den Mixtopf geben und 20 Sek/Stufe 4 vermischen. Danach umfüllen und Mixtopf säubern.
4. Zwiebel und Knoblauch abziehen, in den Mixtopf geben und 5 Sek/Stufe 5 zerkleinern.
5. 2 EL Gemüsebrühe in den Mixtopf geben und für 3 Min/Varoma/Linkslauf/ Stufe 1 andünsten.
6. Spinat hinzufügen und für 2 Min/100°C/Linkslauf/Stufe 1 weiter andünsten.
7. Spinat-Masse in eine Auflaufform geben und die Eiermasse darüber gießen.
8. Im Ofen für 25-30 Min. backen.

Blumenkohl-Curry

Für 2 Portionen
Pro Portion: 105 kcal/ 10,9 g KH/ 7,8 g P / 1,1 g F/
vegan

Zutaten:

1 Blumenkohl (ca. 500 g)

1 Zwiebel

1 Knoblauchzehe

200 g gehackte Tomaten (Dose)

100 g Gemüsebrühe (ohne Zuckerzusatz und fettarm)

Salz, Pfeffer, Kurkuma, Chilipulver

Zubereitung:

1. Blumenkohl in Röschen teilen.
2. Zwiebel und Knoblauchzehe abziehen, in den Mixtopf geben und für 5 Sek./Stufe 5 klein hacken.
3. Blumenkohl, gehackte Tomaten und Gemüsebrühe hinzufügen, würzen und für 20 Min./100° C/Linkslauf/Stufe 1 gar kochen. Mit Gewürzen abschmecken.

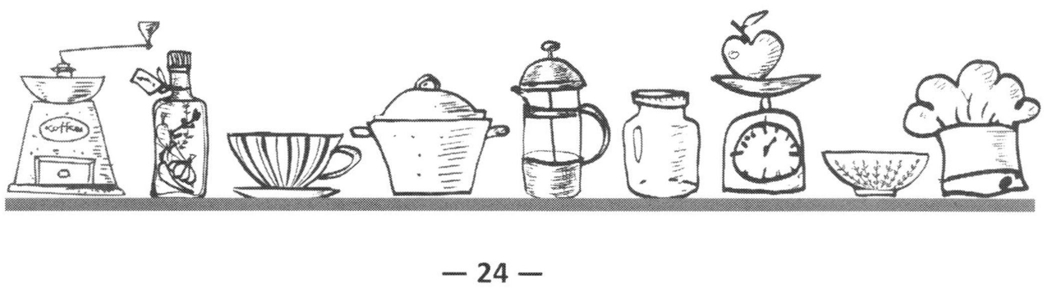

Zucchini-Tomaten-Auflauf

Für 2 Portionen
Pro Portion: 64 kcal/ 8,4 g KH/ 4 g P / 0,9 g F/
vegetarisch

Zutaten:

1 Zucchini

1 Zwiebel

1 Dose stückige Tomaten (ca. 400 g)

Salz, Pfeffer
Oregano getrocknet

Zubereitung:

1. Backofen auf 180°C Umluft vorheizen.
2. Zucchini waschen und in Scheiben schneiden.
3. Zwiebel abziehen, in den Mixtopf geben und für 5 Sek/Stufe 5 zerkleinern.
4. Zwiebel und Zucchini in einer Auflaufform verteilen.
5. Stückige Tomaten mit Gewürzen in Mixtopf geben und für 15 Sek/Stufe 2 vermischen. Danach über Zwiebeln und Zucchini in die Auflaufform gießen.
6. Für 25-30 Min. im Ofen backen.

Tipp: Mit 30 g Harzer Käse überbacken.

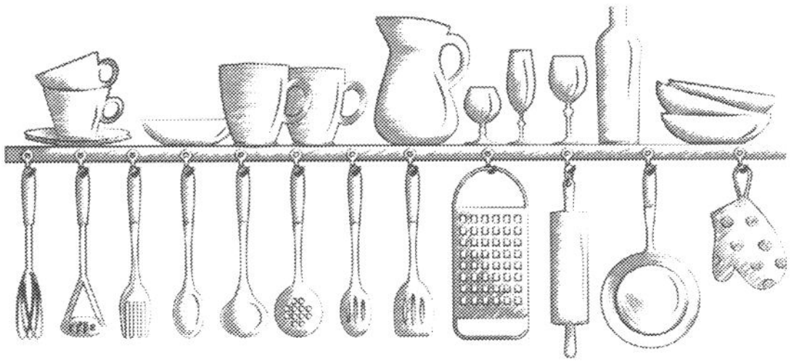

Quiche

Für 2 Portionen
Pro Portion: 216 kcal/ 12,8 g KH/ 25,5 g P / 6 g F/
vegetarisch

Zutaten:

1 rote Paprika

150 g Zucchini

250 g Magerquark

2 Eier + 1 Eiweiß

1 EL Petersilie gehackt

Salz, Pfeffer, Cayennepfeffer

1 EL Backpulver

Zubereitung:

1. Backofen auf 180°C Umluft vorheizen.
2. Paprika waschen und vierteln.
3. Zucchini waschen und in grobe Stücke schneiden.
4. Paprika und Zucchini in den Mixtopf und für 5 Sek/Stufe 4 zerkleinern, in eine extra Schüssel umfüllen.
5. Quark, Eier, Eiweiß, Petersilie, Gewürze und Backpulver in den Mixtopf geben und 20 Sek/Stufe 4 vermischen.
6. Paprika- und Zucchinistücke hinzugeben und im Mixtopf 20 Sek/Linkslauf/Stufe 1 verrühren.
7. Masse in eine passende Form geben und 30-35 Min. im Ofen backen.

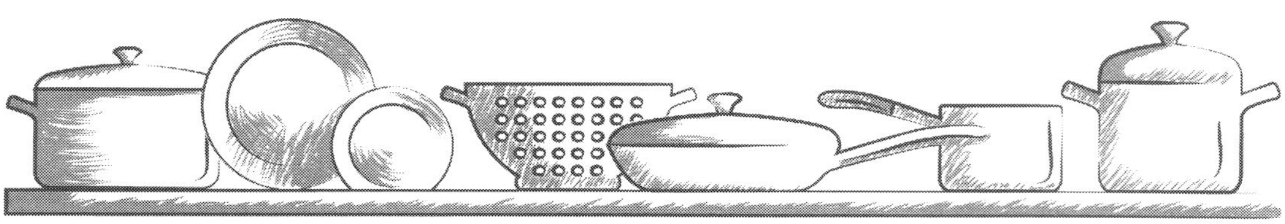

Zoodles mit Champignonsauce

Für 2 Portionen
Pro Portion: 132 kcal/ 13,2 g KH/ 14,9 g P / 1,6 g F/
vegetarisch

Zutaten:

1 Zwiebel

1 Knoblauchzehe

150 g Champignons

1 Zucchini (ca. 600 g)

100 g Gemüsebrühe (ohne Zuckerzusatz und fettarm)

Salz, Pfeffer

150 g Frischkäse 0,2 %

1 EL Zitronensaft

Zubereitung:

1. Zwiebeln und Knoblauch abziehen, in den Mixtopf geben und für 5 Sek./Stufe 5 zerkleinern.
2. Champignons putzen und in Scheiben schneiden.
3. Zucchini durch Spiralschneider drehen und in Gemüsenudeln schneiden.
4. Champignons und 2 EL der Gemüsebrühe in den Mixtopf geben und für 5 Min./Varoma/Linkslauf/Stufe 1 dünsten.
5. Restliche Gemüsebrühe und Gewürze hinzufügen und 10 Min./100° C/Linkslauf/Stufe 1 köcheln lassen.
6. Frischkäse und Zitronensaft dazugeben 15 Sek/Linkslauf/Stufe 2 einrühren und danach die Zoodles hinzufügen, noch 5 Min./100° C/Linkslauf/Stufe 1 köcheln lassen. Alternativ kann man die Zoodles auch in Gemüsebrühe gar kochen und dann die Sauce darüber geben.

Gemüse-Frikadellen

Für 2 Portionen
Pro Portion: 123 kcal/ 9,7 g KH/ 9,4 g P / 4 g F/
vegetarisch

Zutaten:

150 g Zucchini
150 g Kohlrabi
1 Stange Frühlingszwiebel
½ Paprika
100 g Sellerie (Knolle)
2 Eiweiß
1 Eigelb
1 EL Flohsamenschalen
Salz, Pfeffer

Zubereitung:

1. Backofen auf 180°C Umluft vorheizen.
2. Zucchini waschen, in grobe Stücke schneiden, in den Mixtopf geben und 5 Sek./Stufe 5 zerkleinern. In ein Küchentuch geben und das enthaltene Wasser gut ausdrücken.
3. Kohlrabi schälen und in grobe Stücke schneiden.
4. Frühlingszwiebel putzen und in grobe Stücke schneiden.
5. Paprika waschen und vierteln.
6. Sellerie schälen und in grobe Stücke schneiden.
7. Kohlrabi, Frühlingszwiebel, Paprika und Sellerie in den Mixtopf geben und 10 Sek./Stufe 5 mit Hilfe des Spatels zerkleinern.
8. Zucchini dazugeben und 5 Sek./Linkslauf/Stufe 2 unterheben.
9. Eier und Flohsamenschalen dazugeben und 20 Sek./Linkslauf/Stufe 2 vermengen, mit Salz und Pfeffer würzen und kurz quellen lassen.
10. Mit Händen zu Frikadellen formen und auf ein mit Backpapier ausgelegtes Blech setzen.
11. Im Ofen ca. 20-25 Min. backen, evtl. einmal umdrehen während der Hälfte der Backzeit.

Gefüllte Pilze

Für 2 Portionen

Pro Portion: 118 kcal/ 9,6 g KH/ 15,3 g P / 1 g F/
vegetarisch

Zutaten:

500 g große Champignons

1 Paprika rot

150 g Frischkäse 0,2 %

1 EL Petersilie gehackt

Salz, Pfeffer

Zubereitung:

1. Backofen auf 180°C Umluft vorheizen.
2. Champignons putzen und entstielen.
3. Paprika waschen und vierteln.
4. Champignonstiele, Paprika, Frischkäse und Petersilie in den Mixtopf geben und 5 Sek./Stufe 5 zerkleinern, mit Salz und Pfeffer würzen.
5. Die Pilzköpfe mit der Frischkäse-Mischung füllen und für ca. 20-25 Min. backen.

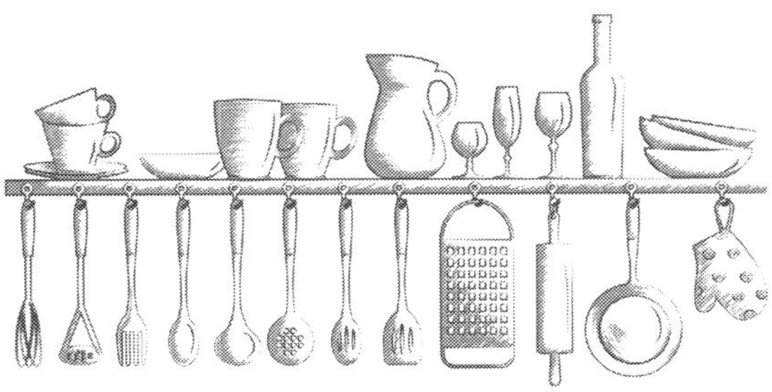

Zoodles mit Pilzsauce

Für 2 Portionen
Pro Portion: 79 kcal/ 8,7 g KH/ 7,4 g P / 1,2 g F/
vegan

Zutaten:

1 Zucchini (ca. 400 g)
250 g Champignons
1 Knoblauchzehe
1 Zwiebel
1 TL Petersilie gehackt
2 EL Gemüsebrühe
200 g stückige Tomaten (aus der Dose)
Salz, Pfeffer

Zubereitung:

1. Zucchini waschen und mit einem Spiralschneider zu Gemüsenudeln verarbeiten.
2. Champignons putzen und in Scheiben schneiden.
3. Knoblauchzehe und Zwiebel abziehen.
4. Knoblauch, Zwiebel und Petersilie in den Mixtopf geben und 5 Sek/Stufe 5 zerkleinern.
5. Champignons und 2 EL Gemüsebrühe hinzufügen und für 3 Min./Varoma/Linkslauf/Stufe 1 alles andünsten.
6. Stückige Tomaten und Gewürze hinzufügen und 12 Min/100°C/Linkslauf/ Stufe 1 kochen.
7. Kurz vor Ende der Garzeit die Zucchininudeln durch die Öffnung hinzugeben und servieren.

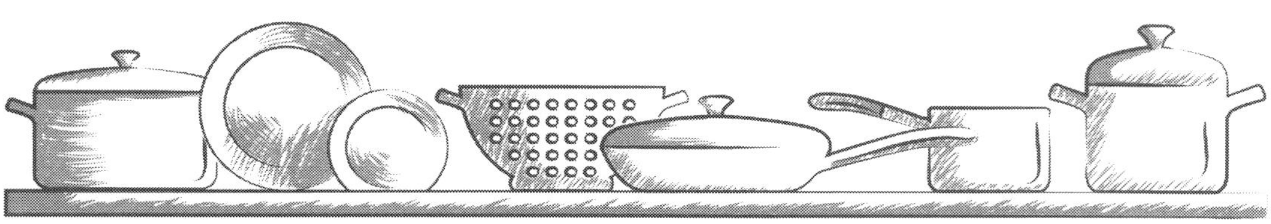

Sauerkraut-Bratlinge

Für 2 Portionen
Pro Portion: 145 kcal/ 5,5 g KH/ 12,2 g P / 5,9 g F/
vegetarisch

Zutaten:

½ Blumenkohl (ca. 300 g)
500 g Gemüsebrühe
250 g Sauerkraut
2 Eier
1 EL Flohsamenschalen
Salz, Pfeffer

Zubereitung:

1. Blumenkohl in Röschen schneiden.
2. Gemüsebrühe in den Mixtopf geben.
3. Blumenkohlröschen in den Varoma legen und für 10 Min./Varoma/Stufe 1 dampfgaren.
4. Mixtopf leeren und Blumenkohl in den Mixtopf geben, für 5 Sek./Stufe 5 zerkleinern. Blumenkohlmasse abkühlen lassen.
5. Sauerkraut, Eier, Flohsamenschalen und Gewürze hinzufügen und für 20 Sek./Linkslauf/Stufe 3 unterrühren, kurz stehen lassen zum Quellen.
6. Die Masse zu Bratlingen formen und in der Pfanne herausbraten.

Tipp: Man kann auch sehr gut gebratene Zwiebeln oder Lachsschinkenwürfel unterrühren oder einen Quark-Dip dazu servieren.

Hühnertopf mit Paprika und Tomaten

Für 2 Portionen
Pro Portion: 250 kcal/ 14,3 g KH/ 38,5 g P / 2,5 g F/

Zutaten:

300 g Hühnerbrust

1 Zwiebel

1 Knoblauchzehe

500 g Gemüsebrühe (ohne Zuckerzusatz und fettarm)

3 Tomaten

1 rote Paprika

1 TL Petersilie gehackt

Salz, Pfeffer, Currypulver

Zubereitung:

1. Hühnerbrust in grobe Stücke schneiden und im Varoma verteilen.
2. Zwiebel abziehen und halbieren. Knoblauch abziehen.
3. Zwiebel und Knoblauchzehe in den Mixtopf geben und 5 Sek/Stufe 5 zerkleinern.
4. 2 EL der Gemüsebrühe dazugeben und für 4 Min/Varoma/Stufe 1 andünsten.
5. Tomaten waschen und in Würfel schneiden.
6. Paprika waschen und in Streifen schneiden.
7. Tomaten, Paprika, Petersilie, restliche Gemüsebrühe und Gewürze in den Mixtopf hinzugeben.
8. Varoma aufsetzen und 15 Min/Varoma/Linkslauf/Stufe 1 garen.
9. Hühnerbrust in den Mixtopf geben und 5 Min/100°C/Linkslauf/Stufe 1 untermischen.

Mit Gewürzen nochmals abschmecken.

Gefüllte Zucchini mit Putenhack

Für 2 Portionen
Pro Portion: 290 kcal/ 13,6 g KH/ 26,8 g P / 13,7 g F/

Zutaten:

1-2 Zucchini (ca. 500 g)
1 Zwiebel
1 Tomate
200 g Putenhackfleisch
1 Ei
Salz, Pfeffer, Cayennepfeffer
200 g stückige Tomaten (aus der Dose)
1 TL Petersilie gehackt
150 g Gemüsebrühe

Zubereitung:

1. Backofen auf 180°C Umluft vorheizen.
2. Zucchini waschen, der Länge nach halbieren und entkernen.
3. Zwiebel abziehen und halbieren, in den Mixtopf geben und 5 Sek./Stufe 5 zerkleinern.
4. Tomate waschen und in kleine Würfel schneiden.
5. Hackfleisch, Tomatenwürfel, Ei und Gewürze dazugeben und 1 Min./Teigstufe vermengen. Masse in die Zucchinihälften füllen. Mixtopf säubern.
6. Stückige Tomaten, Petersilie und Gemüsebrühe in den Mixtopf geben und 10 Sek/ Stufe 2 vermischen und danach zu den gefüllten Zucchini in die Auflaufform füllen.
7. In den Ofen schieben und ca. 30-35 Min. backen.

Puten-Gemüse-Röllchen

Für 2 Portionen
Pro Portion: 258 kcal/ 14,4 g KH/ 34,9 g P / 5,5 g F/

Zutaten:

200 g Zucchini
100 g Paprika rot
1 Zwiebel
1 Knoblauchzehe
150 g Hüttenkäse, mager
200 g Putenschnitzel
400 g Tomaten stückig (aus der Dose)
1 EL Petersilie gehackt
Salz, Pfeffer, Oregano getrocknet

Zubereitung:

1. Zucchini und Paprika waschen und in grobe Stücke schneiden.
2. Zwiebel und Knoblauch abziehen.
3. Zucchini, Paprika, Zwiebel und Knoblauch in den Mixtopf geben und für 5 Sek./Stufe 5 zerkleinern.
4. Hüttenkäse in den Mixtopf hinzufügen und 10 Sek/Linkslauf/Stufe 3 vermischen.
5. Putenschnitzel würzen und mit der Gemüsemasse bestreichen. Danach zusammenrollen und mit Zahnstocher etc. fixieren.
6. In einer Pfanne von allen Seiten scharf anbraten.
7. Mixtopf säubern.
8. Stückige Tomaten mit Petersilie und Gewürzen in den Mixtopf geben und für 10 Sek./Linkslauf/Stufe 2 vermischen und in eine Auflaufform geben.
9. Die Puten-Röllchen auf die Tomatensauce geben und im Ofen für ca. 25-30 Min. backen.

Hühnerfrikassee

Für 2 Portionen
Pro Portion: 190 kcal/ 7,9 g KH/ 31 g P / 2,5 g F/

Zutaten:

150 g Spargel

200 g Champignons

500 g Hühnerbrühe (ohne Zuckerzusatz und fettarm)

200 g Hühnerbrust

2 EL Frischkäse 0,2 % (optional)

2 TL Zitronensaft

1 Frühlingszwiebel

Salz, Pfeffer

Zubereitung:

1. Spargel schälen.
2. Champignons putzen und in Scheiben schneiden.
3. Brühe in den Mixtopf geben und Spargel sowie Champignons in Varoma verteilen.
4. Hühnchen auf dem Varomaeinlegeboden legen, Varoma auf Mixtopf aufsetzen und 15 Min/Varoma/Stufe 2 garen.
5. Varoma abnehmen und zur Seite stellen.
6. Zur Brühe im Mixtopf Frischkäse (optional), Zitronensaft und Gewürze hinzufügen und 5 Sek/Stufe 5 verrühren.
7. Frühlingszwiebel putzen und in Röllchen schneiden.
8. Zusammen mit Spargel, Champignons und Hähnchen in den Mixtopf geben und 10 Min./100°C/Linkslauf Stufe 1 fertig kochen.

Hähnchen-Gemüse-Geschnetzeltes

Für 2 Portionen
Pro Portion: 199 kcal/ 15,5 g KH/ 26,6 g P / 1,8 g F/

Zutaten:

1 Zwiebel

1 rote Paprika

1 gelbe Paprika

300 g Hähnchenbrust

400 g stückige Tomaten (aus der Dose)

100 g Gemüsebrühe (ohne Zuckerzusatz und fettarm)

Salz, Pfeffer

Zubereitung:

1. Zwiebel abziehen, in den Mixtopf geben und für 5 Sek/Stufe 5 zerkleinern.
2. Paprika waschen und vierteln.
3. Hähnchenbrust in Streifen schneiden.
4. Paprika hinzufügen und für 3 Sek/Stufe 4 zerkleinern.
5. Hähnchenbrust und 2 EL der Gemüsebrühe hinzufügen und für 5 Min./Varoma/Linkslauf/Stufe 1 garen.
6. Stückige Tomaten, restliche Gemüsebrühe und Gewürze hinzufügen. Für 20 Min./100°C/Linkslauf/Stufe 1 fertig garen lassen.

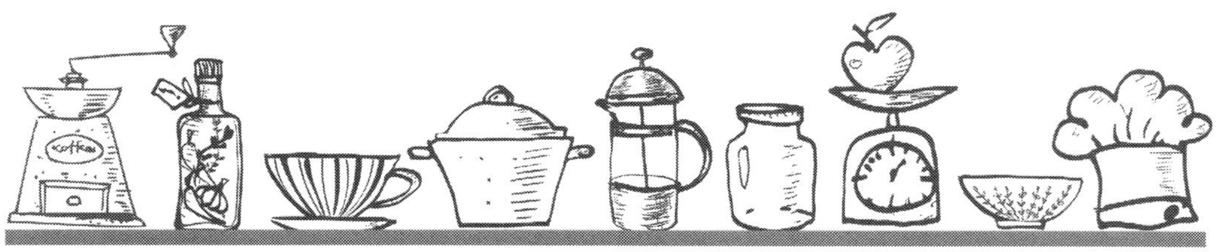

Zucchini-Hack-Auflauf

Für 4 Portionen
Pro Portion: 224 kcal/ 14,7 g KH/ 21,6 g P / 8,4 g F/

Zutaten:

- 2 Eier
- 200 g Frischkäse (fettarm)
- 1 Zwiebel
- 2 Knoblauchzehen
- 2 EL Gemüsebrühe
- 200 g Putenhackfleisch (mager)
- 400 g stückige Tomaten (aus der Dose)
- 2 EL Tomatenmark
- 3 Blätter Basilikum (gehackt)
- 1 TL Paprikapulver
- Salz, Pfeffer
- 2 Zucchini (ca. 500 g)

Zubereitung:

1. Eier und Frischkäse in den Mixtopf geben, 10 Sek/Stufe 4 verquirlen. Danach umfüllen und Mixtopf säubern.
2. Zwiebel und Knoblauch abziehen, in den Mixtopf geben und 5 Sek/Stufe 5 zerkleinern.
3. Gemüsebrühe hinzugeben und 3 Min/Varoma/Stufe 1 andünsten.
4. Putenhackfleisch dazugeben und 5 Min/Varoma/Linkslauf/Stufe 1 dünsten.
5. Stückige Tomaten, Tomatenmark, Basilikum und Gewürze in den Mixtopf geben und 10 Min/100°C/Linkslauf/Stufe1 köcheln lassen.
6. Ofen auf 200°C Ober-/Unterhitze vorheizen.
6. Zucchini waschen, in Scheiben schneiden und in eine Auflaufform geben.
7. Erst die Tomaten-Hack-Sauce und dann das Ei-Gemisch darüber gießen.
8. Im Ofen ca. 25-30 Min. backen.

Bohneneintopf

Für 2 Portionen
Pro Portion: 201 kcal/ 12,3 g KH/ 23,7 g P / 4,5 g F/

Zutaten:

1 Zwiebel

200 g Rindfleisch (fettarm)

300 g Kohlrabi

200 g grüne Bohnen frisch

500 g Gemüsebrühe (ohne Zuckerzusatz und fettarm)

Salz, Pfeffer

Zubereitung:

1. Zwiebel abziehen und halbieren, in den Mixtopf geben und für 5 Sek./Stufe 5 zerkleinern.
2. Rindfleisch in grobe Stücke schneiden.
3. Kohlrabi schälen und in Würfel schneiden, Bohnen putzen.
4. 2 EL der Gemüsebrühe und das Rindfleisch in den Mixtopf hinzufügen und 5 Min./Varoma/Linkslauf/Stufe 0,5 andünsten.
5. Restliche Zutaten in den Topf geben und 25 Min./100°C/Linkslauf/Stufe 1 köcheln lassen.

Tipp: Falls man bereits gekochte Bohnen aus der Dose verwenden möchte, einfach vorher die restlichen Zutaten garen und die gekochten Bohnen kurz vor dem Verzehr zum Erwärmen untermischen.

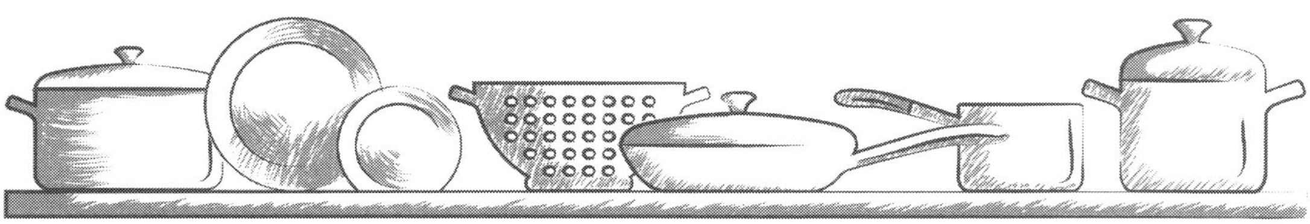

Frikadellen

Für 2 Portionen
Pro Portion: 196 kcal/ 4,7 g KH/ 24,4 g P / 8,7 g F/

Zutaten:

1 Zwiebel

2 EL Gemüsebrühe

200 g Hackfleisch vom Rind, fettarm (Tatar)

1 EL Tomatenmark

1 EL (Dijon-) Senf (ohne Zucker)

1 EL Petersilie gehackt

1 TL Paprikapulver (edelsüß)

Salz, Pfeffer

1 Ei

Zubereitung:

1. Zwiebel abziehen, in den Mixtopf geben, 5 Sek/Stufe 5 zerkleinern und umfüllen.
2. Gemüsebrühe hinzugeben und für 3 Min/Varoma/Stufe 1 andünsten.
3. Hackfleisch, Tomatenmark, Senf, Petersilie, Gewürze und Ei hinzugeben 1 Min/Teigstufe vermengen.
4. Zu Frikadellen formen und in der Pfanne herausbraten.

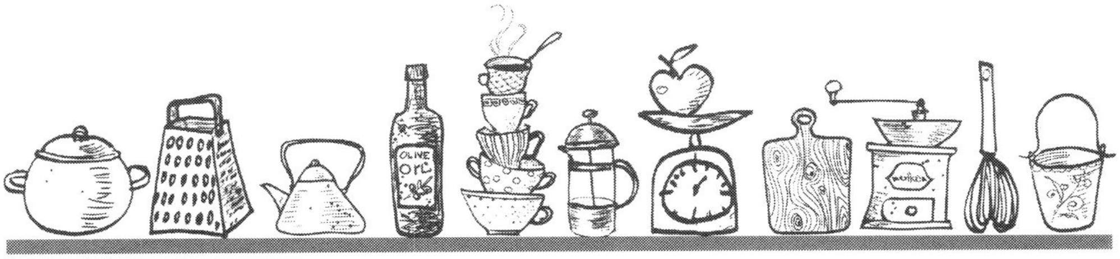

Champignons mit Hackfüllung

Für 2 Portionen
Pro Portion: 235 kcal/ 3,9 g KH/ 26,1 g P / 12,7 g F/

Zutaten:

250 g Champignons
½ Zwiebel
½ Zucchini
200 g Rinderhack (fettarm)
2 EL Gemüsebrühe
1 EL Frischkäse 0,2 %
Salz, Pfeffer

Zubereitung:

1. Backofen auf 180°C Umluft vorheizen.
2. Champignons waschen und entstielen.
3. Zwiebel abziehen und halbieren.
4. Zucchini waschen und in grobe Stücke schneiden.
5. Zucchini und Zwiebeln in den Mixtopf geben und für 10 Sek./Stufe 5 zerkleinern.
6. Rinderhack und Gemüsebrühe hinzugeben und für 5 Min./100°C/Linkslauf/Stufe 1 dünster.
7. Frischkäse und Gewürze zur Hackmasse geben und für 20 Sek./Linkslauf/Stufe 2 vermischen.
8. Die Champignons mit der Hackmasse füllen.
9. Gefüllte Champignons in eine Auflaufform geben und 25-30 Min. im Ofen backen.

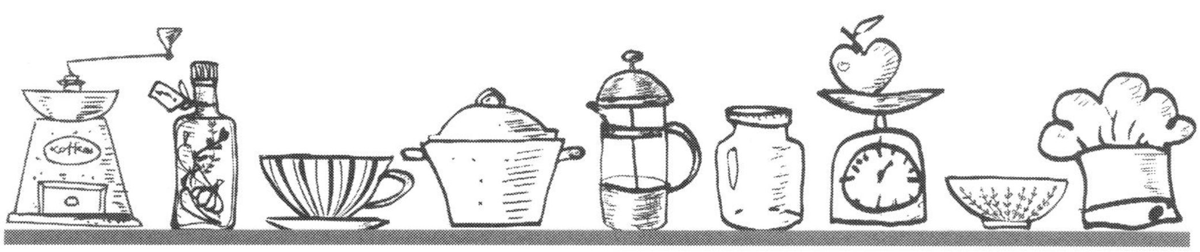

Paprikaboote

Für 2 Portionen
Pro Portion: 247 kcal/ 8,5 g KH/ 22,1 g P / 12,9 g F/

Zutaten:

2 rote Paprika

1 Zwiebel

200 g Rinderhack (fettarm)

1 EL (Dijon-)Senf ohne Zucker

Salz, Pfeffer

Zubereitung:

1. Backofen auf 170°C Umluft vorheizen.
2. Paprika waschen, Deckel abschneiden, der Länge nach durchschneiden und entkernen.
3. Zwiebel abziehen, halbieren und in den Mixtopf geben, 5 Sek/Stufe 5 zerkleinern.
4. Hackfleisch, Senf und Gewürze hinzufügen und für 1 Min/Teigstufe alles vermischen.
5. Paprikahälften in eine Auflaufform geben, mit der Hackmasse füllen und im Ofen ca. 30-35 Min. backen.

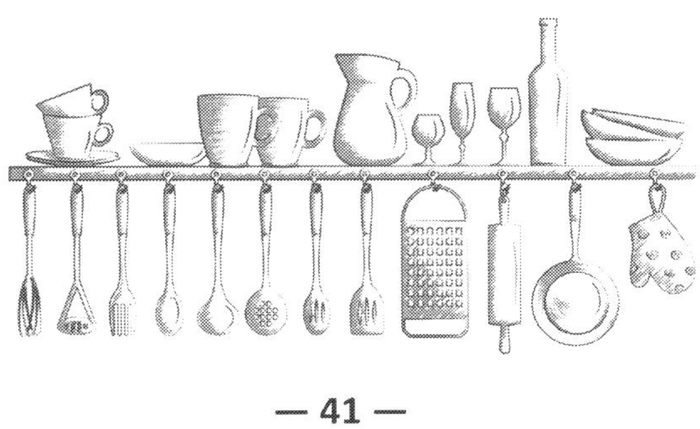

Hackfleisch-Pizza

Für 2 Portionen

Pro Portion: 208 kcal/ 6,6 g KH/ 7,9 g F/ 26,3 g P

Zutaten:

250 g Rinderhack, fettarm (Tatar)
1 Ei
1 TL Flohsamenschalen gemahlen
Salz, Pfeffer
1 Tomate
½ Paprika
½ Zwiebel
1 EL Oregano getrocknet
100 g passierte Tomaten

Zubereitung:

1. Backofen auf 180° Umluft vorheizen.
2. Hackfleisch, Ei und Flohsamenschalen in den Mixtopf geben und 30 Sek/Teigstufe vermischen. Salz und Pfeffer nach Belieben hinzugeben und kurz quellen lassen.
3. Hackmasse zu 2 Kugeln formen und diese dann dünn auf ein mit Backpapier ausgelegtes Backblech aufdrücken (runde Pizzaform). Mixtopf säubern.
4. Pizzen in den Ofen schieben und 10 Min. backen.
5. Währenddessen Tomate waschen und in Scheiben schneiden.
6. Paprika waschen, Zwiebel abziehen – beides in Streifen schneiden.
7. Oregano mit passierten Tomaten in den Mixtopf geben, 3 Sek/Stufe 4 vermischen und mit Salz und Pfeffer abschmecken.
8. Die Oregano-Tomatensauce auf den Hackfleischböden verteilen und die Pizzen mit Tomatenscheiben, Zwiebeln und Paprika belegen und im Ofen in 25-30 Min. fertig backen.

Blumenkohl-Hack Auflauf

Für 2 Portionen
Pro Portion: 217 kcal/ 8,4 g KH/ 30,3 g P / 5,6 F/

Zutaten:

300 g Blumenkohl

500 g Gemüsebrühe (ohne Zuckerzusatz und fettarm)

1 Zwiebel

1 Knoblauchzehe

250 g Rinderhack, fettarm (Tatar)

100 g Frischkäse 0,2 %

1 EL Kräutermischung nach Wahl (z.B. Petersilie, Schnittlauch, italienische Kräuter etc.)

Salz, Pfeffer

Zubereitung:

1. Ofen auf 180°C Umluft vorheizen.
2. Blumenkohl in Röschen teilen.
3. 500 g Gemüsebrühe in Mixtopf geben.
4. Blumenkohl in Varoma legen und 25 Min./Varoma/Stufe 1 garen.
5. Danach Gemüsebrühe umfüllen und Varoma-Aufsatz beiseitestellen.
6. Zwiebel und Knoblauch abziehen, in Mixtopf geben und 5 Sek./Stufe 5 zerkleinern.
7. 2 EL der Gemüsebrühe dazugeben und 3 Min./Varoma/Stufe 1 andünsten.
8. Hack dazugeben und 5 Min./Varoma/Linkslauf/Stufe 0,5 andünsten.
9. 200 g der Gemüsebrühe wieder in den Mixtopf einwiegen und 8 Min./100°C/Linkslauf/Stufe 1 kochen.
10. Frischkäse, Kräuter und Gewürze hinzufügen und 20 Sek./Linkslauf/Stufe 1 vermischen.
11. Blumenkohlröschen eine Auflaufform umfüllen, Hackfleisch-Frischkäsemischung darüber geben und für 15-20 Min. im Ofen backen.

Wildlachs-Topf

Für 2 Portionen
Pro Portion: 205 kcal/ 6,8 g KH/ 38 g P / 2,1 g F/

Zutaten:

1 Zwiebel

50 g Lauch

250 g Wildlachsfilet
(in Stücke geschnitten)

Salz, Pfeffer

400 g stückige Tomaten (ca. 1 Dose)

2 TL Zitronensaft

1 EL Petersilie gehackt

1 Prise Dill getrocknet

Zubereitung:

1. Zwiebel abziehen, Lauch putzen und in grobe Stücke schneiden. Beides in den Mixtopf geben und 5 Sek/Stufe 5 zerkleinern.
2. Gemüsebrühe, Wildlachs und Gewürze hinzufügen und 10 Min/100°C/Linkslauf/Stufe 1 garen.
3. Stückige Tomaten und Zitronensaft in den Mixtopf geben und für weitere 5 Min/ 100°C /Linkslauf/Stufe 1 garen.
4. Mit Kräutern und Gewürzen abschmecken.

Dazu passt z.B. Salat, gedünstetes Gemüse oder Blumenkohlpüree.

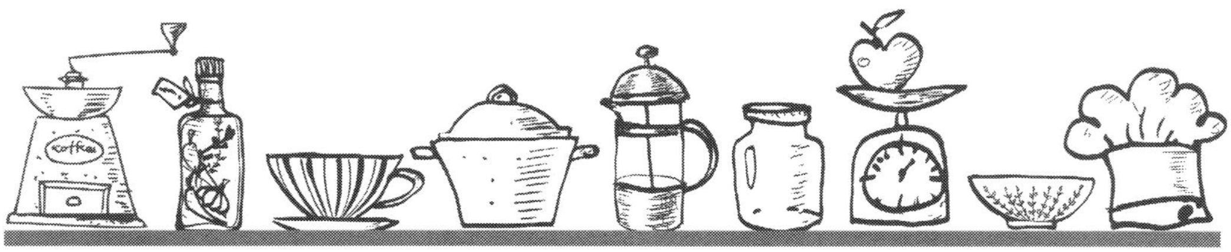

Spinat-Lachs-Röllchen

Für 2 Portionen
Pro Portion: 176 kcal/ 2,7 g KH/ 26,4 g P / 6,4 g F/

Zutaten:

200 g Spinat (TK)
2 Eier
Salz, Pfeffer
100 g Wildlachs
100 g Hüttenkäse, fettarm

Zubereitung:

1. Backofen auf 180°C Umluft vorheizen.
2. Spinat putzen.
3. Eier, Spinat, Salz und Pfeffer in Mixtopf geben und 10 Sek./Stufe 6 zerkleinern.
4. Masse auf ein mit Backpapier ausgelegtes Backblech streichen und 10 Min. backen. Danach abkühlen lassen. Mixtopf säubern.
5. Wildlachs in den Mixtopf geben und 3-5 Sek./Stufe 5 zerkleinern.
6. Hüttenkäse dazugeben und 10 Sek./Linkslauf/Stufe 2 vermischen. Mit Salz und Pfeffer würzen.
7. Füllung auf abgekühlten Spinat-Teig verteilen und einrollen.
8. Rolle mind. 1 Stunde kalt stellen, zum Servieren in Scheiben schneiden.

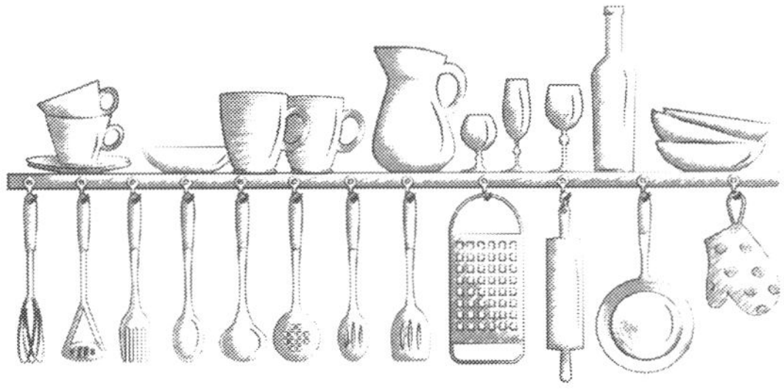

Thunfisch Pizza

Für 2 Portionen
Pro Portion: 206 kcal/ 5,7 g KH/ 30,1 g P / 6,5 g F/

Zutaten:

1 Dose Thunfisch (ca. 150 g, im eigenen Saft)

2 Eier

Salz, Pfeffer

½ rote Paprika

50 g Champignons

50 g Putenbrustaufschnitt, mager

2 EL Tomatenmark

Oregano getrocknet

50 g Rucola

Zubereitung:

1. Backofen auf 200°C Ober-/Unterhitze vorheizen.
2. Thunfisch (Wasser vorher ausdrücken), Eier und Gewürze in den Mixtopf geben und 15 Sek/Linkslauf/Stufe 2 vermengen.
3. Masse auf ein mit Backpapier ausgelegtes Backblech verteilen und zu einer runden Pizza formen, ca. 15 Min. backen.
4. Paprika waschen und in Streifen schneiden.
5. Champignons putzen und in Scheiben schneiden.
6. Putenbrustaufschnitt in Stücke schneiden.
7. Pizzaboden aus dem Ofen nehmen und mit Tomatenmark bestreichen, mit Oregano bestreuen und Gemüse und Putenbrust darauf verteilen.
8. Die Pizza wieder in den Ofen schieben und für weitere 10-15 Min. backen.
9. Währenddessen Rucola waschen und trockenschleudern.
10. Aus dem Ofen nehmen und mit Rucola bestreuen.

Heilbutt mit Paprika-Geschnetzeltem

Für 2 Portionen
Pro Portion: 211 kcal/ 12 g KH/ 29,3 g P / 3,7 g F/

Zutaten:

1 rote Paprika

1 gelbe Paprika

250 g Heilbutt

500 g Gemüsebrühe (ohne Zuckerzusatz und fettarm)

1 Zwiebel

1 Knoblauchzehe

1 EL Frischkäse

1 EL Tomatenmark

1 TL Petersilie gehackt

1 TL Majoran

Salz, Pfeffer

Zubereitung:

1. Paprika waschen, in Streifen schneiden und in den Varoma legen.
2. Heilbutt auf Varoma-Einlegeboden verteilen.
3. Gemüsebrühe in den Mixtopf geben und Varoma aufsetzen, für 12 Min./Varoma/Stufe 2 garen.
4. Gemüsebrühe umfüllen und Heilbutt warm stellen.
5. Zwiebel und Knoblauch abziehen, in den Mixtopf geben und 5 Sek/Stufe 5 zerkleinern.
6. Paprika, 250 g der Gemüsebrühe, Frischkäse, Tomatenmark, Petersilie und Gewürze hinzufügen und 3 Min./100°C/Linkslauf/Stufe 1 aufkochen.
7. Heilbutt zusammen mit Paprika-Geschnetzeltem servieren.

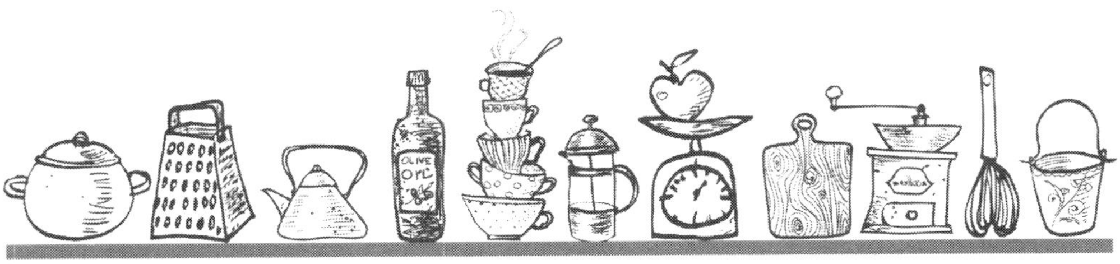

HCG-Brot

Für 1 kleines Brot /ca. 8 Scheiben
Pro Scheibe: 77 kcal/ 1,1 g KH/ 14,8 g P / 1,5 g F/
vegetarisch

Zutaten:

2 EL Flohsamenschalen (gemahlen)
200 ml Wasser
2 Eier
150 g Magerquark
100 g Eiweisspulver (neutral)
1 EL Backpulver
1 TL Salz
½ TL Brotgewürz (optional)

Zubereitung:

1. Ofen auf 180°C Umluft vorheizen.
2. Alle Zutaten in den Mixtopf geben und 30 Sek/Stufe 3 mischen. Danach mind. 10 Min. quellen lassen.
3. Teig in eine Kastenform füllen (mit Backpapier ausgelegt) oder zu einem Brotlaib formen und auf ein Backblech geben, ca. 30-35 Min. backen.

Tipp: Am besten scheibenweise einfrieren und bei Bedarf verwenden (kurz in den Toaster), sonst wird es schnell trocken.

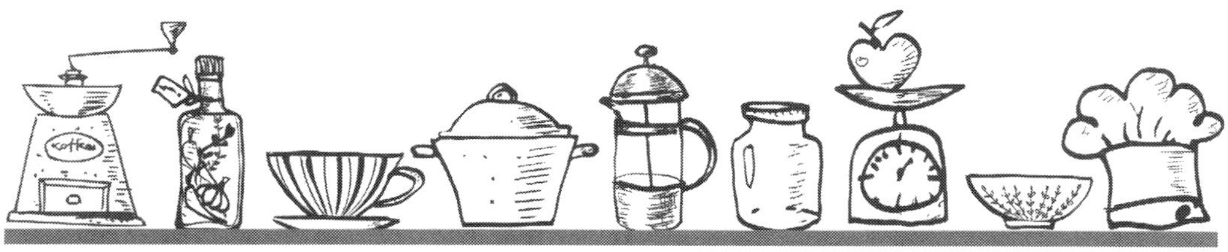

Oopsies

Für ca. 4 Stück
Pro Stück: 71 kcal/ 1,8 g KH/ 7,2 g P / 3,8 g F/
vegetarisch

Zutaten:

3 Eier
100 g Frischkäse 0,2%
1 EL Backpulver
Salz

Zubereitung:

1. Backofen auf 150°C Umluft vorheizen.
2. Eier trennen.
3. Eiweiß mit einer Prise Salz in den Mixtopf geben. Schmetterling einsetzen und 3 Min./Stufe 4 auf Sicht steif schlagen. Schmetterling herausnehmen. Eischnee kurz umfüllen.
4. Eigelb, Frischkäse, Backpulver und Salz in den Mixtopf geben und 15 Sek./Stufe 4 mixen.
5. Eischnee hinzufügen und bei 10 Sek./Linkslauf/Sanftrührstufe unterheben.
6. Auf ein mit Backpapier ausgelegtes Backblech Teigkleckse setzen.
7. Im Ofen ca. 15-20 Min. goldbraun backen.

Tipp: Mit gehackten Kräutern oder Lachsschinken-Stücke wird es herzhaft..
Mit etwas Zimt und Süßungsmittel kann man ganz leicht eine süße Variation herstellen.
Kann man sehr gut als Burgerbrötchen verwenden mit Frikadellen oder belegen mit Thunfisch, Salat, Gemüse…

Gummibärchen

Für 2 Portionen
Pro Portion: 38 kcal/ 0,3 g KH/ 8,5 g P / 0 g F/
vegetarisch

Zutaten:

200 ml Wasser

1 Päckchen Götterspeise (ungezuckert)

1 Päckchen gemahlene Gelatine (alternativ: Agar, Agar oder Gelatineblätter nach Anweisung zubereiten)

1-2 EL Erythrit

1 EL Magerquark (optional)

Zubereitung:

1. Wasser in den Mixtopf geben und 5 Min./100°C/Stufe 1 aufkochen.
2. Götterspeise, Gelatine und Erythrit hinzufügen und 2 Min./80°C/Stufe 4 einrühren.
3. Kurz abkühlen lassen.
4. Magerquark hinzufügen und 10 Sek./Stufe 2 einrühren.
5. Die Masse in Eiswürfelformen z.B. aus Silikon füllen.
6. Im Kühlschrank mind. 2 Stunden durchkühlen lassen.

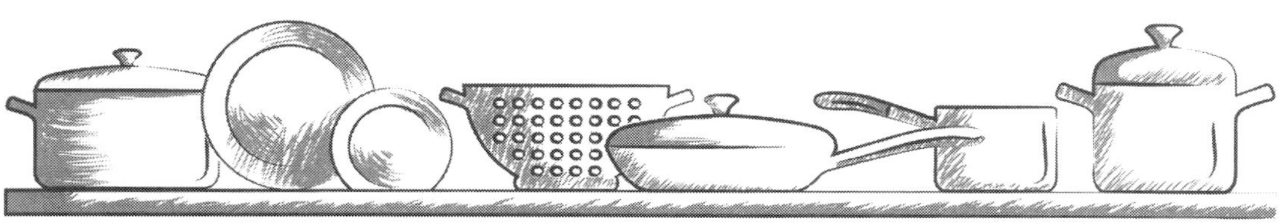

Frozen Yoghurt

Für 2 Portionen
Pro Portion: 77 kcal/ 11,5 g KH/ 5 g P / 0,5 g F/
vegetarisch

Zutaten:

200 g TK-Erdbeeren oder Beeren nach Wahl

1 EL Zitronensaft

150 g Joghurt, mager (0,1%)

1 EL Erythrit (optional)

Zubereitung:

1. Alle Zutaten in den Mixtopf geben und 10-15 Sek./Stufe 8 zerkleinern.

Tipp: Schmeckt auch mit Magerquark anstatt Joghurt.

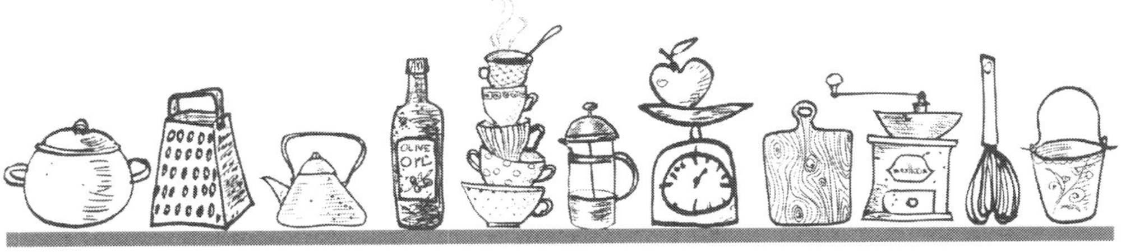

Vanillepudding

Für 2 Portionen
Pro Portion: 99 kcal/ 9,6 g KH/ 7,4 g P / 3,6 g F/
vegetarisch

Zutaten:

1 Eigelb
250 g Milch (fettarm, 0,1%)
½ Päckchen Sofortgelatine
½ TL Salz
1 ½ TL Stevia
½ Vanilleschote

Zubereitung:

1. Eigelb mit Milch in den Mixtopf geben und 5 Min./100°C/ Stufe 3 aufkochen.
2. Restliche Zutaten dazu geben und 3 Min/80°C/Stufe 3 erhitzen.
3. Inhalt in Schüssel umfüllen und min. 12 Std. ruhen

Himbeer-Cheesecake

Für 4 Portionen
Pro Portion: 120 kcal/ 6,4 g KH/ 15,6 g P / 2,8 g F/
vegetarisch

Zutaten:

2 EL Erythrit
2 Eier
1 TL Zitronensaft
400 g Magerquark
1 Vanillepulver gemahlen
100 g Himbeeren

Zubereitung:

1. Backofen auf 150° C Ober-/Unterhitze vorheizen.
2. Himbeeren waschen und abtropfen lassen.
3. Erythrit, Eier, Zitronensaft, Quark und Vanillepulver in den Mixtopf geben und 30 Sek/Stufe 4 verrühren.
4. Eine kleine Kuchenform mit Backpapier auslegen und die Hälfte des Teiges hineinfüllen
5. 50 g Himbeeren darauf verteilen.
6. Restlichen Teig dazugeben und die restlichen 50 g Himbeeren hinzufügen.
7. In den Ofen schieben und für 20-25 Min backen

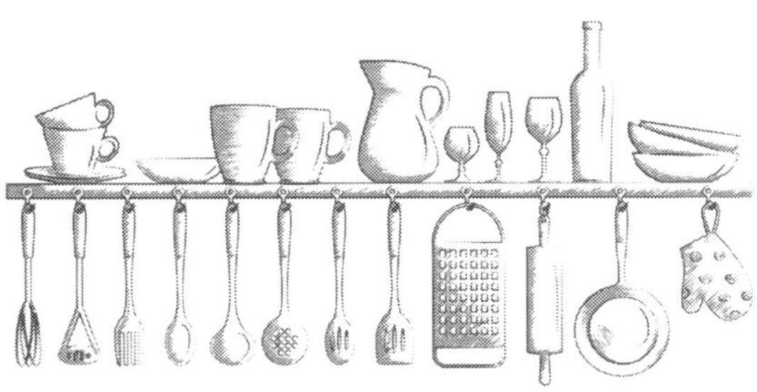

Frucht-Sorbet

Für 2 Portionen
Pro Portion: 75 kcal/ 11,3 g KH/ 0,1 g P / 0,8 g F/
vegan

Zutaten:

200 g TK-Erdbeeren oder Beeren nach Wahl

1 EL Zitronensaft

1 EL Erythrit (optional)

Zubereitung:

1. Alle Zutaten in den Mixtopf geben und 10 Sek/Stufe 8 pürieren. Sofort genießen.

Tipp: Wenn man einen guten Mixer hat, kann man noch 2 Eiswürfel hinzufügen. Oder man hebt crushed ice unter das Fruchtpüree.

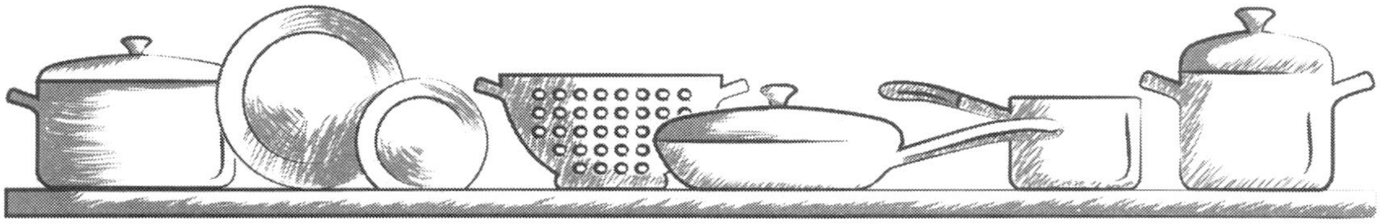

Himbeeren mit weißer Haube

Für 1 Portion
Pro Portion: 113 kcal/ 7,9 g KH/ 13,1 g P / 0,5 g F/
vegetarisch

Zutaten:

150 g Himbeeren (TK oder frisch)

3 Eiweiß

1 Prise Salz

1 EL Erythrit

Zubereitung:

1. Ofen auf 180°C Umluft vorheizen.
2. Eiweiß und Salz in den Mixtopf geben. Schmetterling einsetzen und 2-3 Min./Stufe 4 schlagen. Zum Schluss Erythrit durch die Mixtopf-Öffnung einrieseln lassen.
3. Himbeeren in kleine Auflaufform geben.
4. Eischnee über die Himbeeren geben und im Ofen ca. 5-10 Min. überbacken.

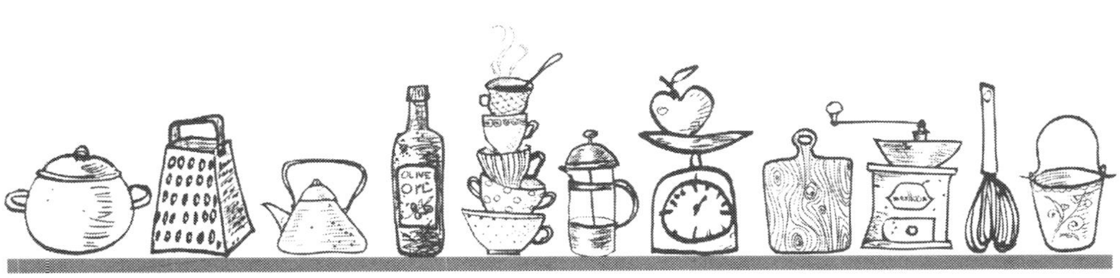

Apfel-Kaiserschmarrn

Für 1 Portion
Pro Portion: 140 kcal/ 14,7 g KH/ 7,2 g P / 6,4 g F/
vegetarisch

Zutaten:

100 g Apfel (sauer)

1 Ei

100 ml Mandelmilch
(alternativ: Magermilch oder 1 EL
Vanille-Eiweisspulver in 100 ml Wasser)

Vanille gemahlen, Zimt

1 TL Erythrit (optional)

Zubereitung:

1. Apfel waschen, schälen und in kleine Stücke schneiden.
2. Ei, Mandelmilch, Vanille und Erythrit in den Mixtopf geben und 30 Sek/Stufe 4 verrühren.
3. Apfel in den Mixtopf geben und 10 Sek/Linkslauf/Stufe 1 untermischen.
4. In einer Pfanne herausbacken.

Tipp: Dazu schmeckt z.B. etwas Magerquark mit Zimt und Erythrit oder Flav Drops.

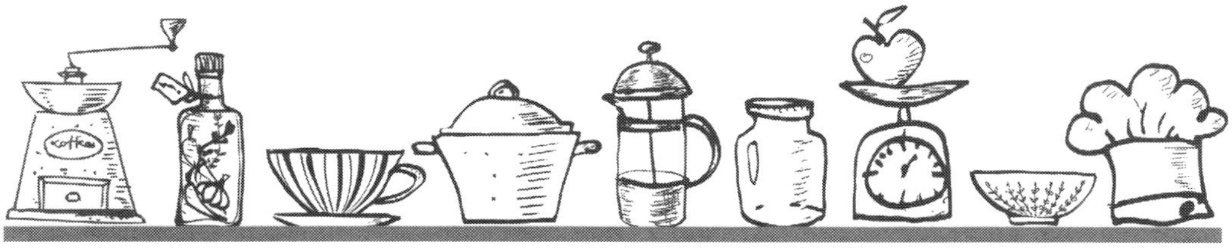

Brühepaste

Für ca. 400 g
Pro 10 g (1 TL für 500 ml Gemüsebrühe): 2,3 kcal/ 0,3 g KH/ 0,1 g P / 0,03 g F/ vegan

Zutaten:

150 g Sellerie
1 Zwiebel
1 Knoblauchzehe
1 Stange Lauch
1 Bund Petersilie
100 g Zucchini
Ca. 50 g Salz (siehe Hinweis unten)

Zubereitung:

1. Sellerie schälen und in grobe Stücke schneiden.
2. Zwiebel und Knoblauch abziehen und halbieren.
3. Lauch putzen und in grobe Stücke schneiden.
4. Petersilie waschen und abtropfen lassen.
5. Zucchini waschen und in grobe Stücke schneiden.
6. Alle Zutaten in den Mixtopf geben und 15 Sek/Stufe 7 zerkleinern.

Tipp: Man kann diese Brühepaste mit Gemüse nach Belieben herstellen. Pro 100 g Rohmasse mind. 10-12 g Salz verwenden.

Eignet sich auch sehr gut zum Unterrühren von Saucen oder in Salate.
In ein sauberes Gefäß füllen. Gut verschlossen im Kühlschrank ist die Brühepaste 2-3 Wochen haltbar.

REZEPTE FÜR DIE STABILISIERUNGSPHASE

Ernährung in der Stabilisierungsphase

In der Stabilisierungsphase können wieder hochwertige Öle und Fette in die Ernährung integriert werden. Generell gilt: Schritt für Schritt wieder Lebensmittel einbauen, die in der Diätphase nicht erlaubt waren. Aber immer noch besonders auf die Kohlenhydrate achten und gerade Fast Food eher meiden.

Puten-Käse-Frikadellen

Für 2 Portionen
Pro Portion: 342 kcal/ 3,2 g KH/ 26,6 g P / 24,7 g F/

Zutaten:

1 Zwiebel
200 g Putenhackfleisch
50 g Käse z.B. Gouda
1 Ei
Salz, Pfeffer
1 EL Rapsöl

Zubereitung:

1. Zwiebel abziehen, in den Mixtopf geben und für 5 Sek/Stufe 5 klein hacken.
2. Käse hinzufügen und 5 Sek/Stufe 8 zerkleinern.
3. Hackfleisch, Ei und Gewürze hinzufügen, 1 Min/Teigstufe vermengen und zu Frikadellen formen.
4. Öl in einer Pfanne erhitzen und Frikadellen durchbraten.

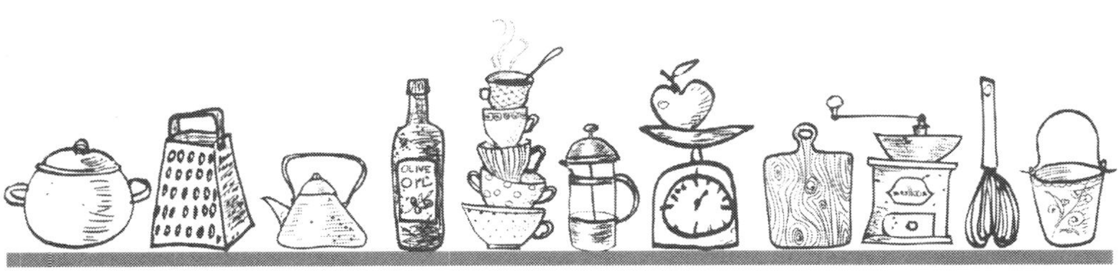

Koodles à la Bolognese

Für 2 Portionen
Pro Portion: 335 kcal/ 26 g KH/ 25,4 g P / 12,8 g F/

Zutaten:

1 Zwiebel
1 Knoblauchzehe
½ Chili
200 g Rinderhack (fettarm)
1 EL Öl
400 g stückige Tomaten (1 Dose)
150 ml Gemüsebrühe (ohne Zuckerzusatz und fettarm)
2 EL Tomatenmark
Salz und Pfeffer nach Bedarf
1 TL Petersilie gehackt
4 Karotten

Zubereitung:

1. Zwiebel und Knoblauch abziehen, Chili waschen. Alles in den Mixtopf geben und 5 Sek./Stufe 5 zerkleinern.
2. Öl und Hack hinzufügen und 5 Min./Varoma/Linkslauf/Stufe 1 andünsten.
3. Stückige Tomaten und Brühe hinzugeben und 5 Min./100°C/Linkslauf Stufe 1 köcheln lassen.
4. Karotten waschen, in Gemüsenudeln schneiden (bzw. mit einem Spiralschneider) und in den Varoma geben.
5. Tomatenmark, Gewürze und Petersilie in den Mixtopf hinzufügen, Varoma aufsetzen und 10 Min./Varoma/Linkslauf/Stufe 2 fertig kochen.

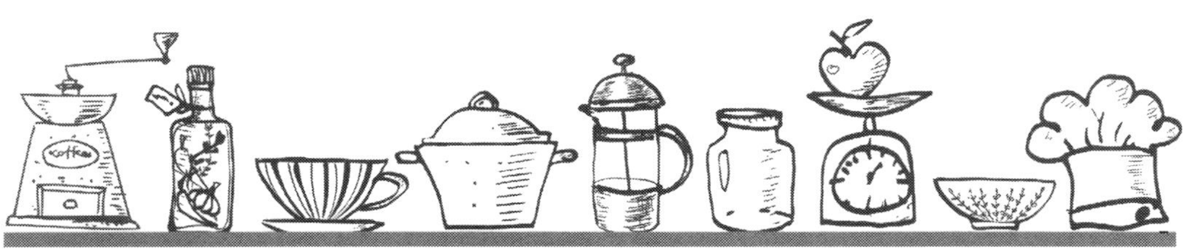

Thunfisch-Gemüse-Rolle

Für 4 Portionen
Pro Portion: 393 kcal/ 4,8 g KH/ 39,8 g P / 23,4 g F/

Zutaten:

100 g Käse z.B. Emmentaler
3 Eier
200 g Quark
Salz, Pfeffer
2 Tomaten
50 g Rucola
4 gekochte Eier
1 Dose Thunfisch (eigener Saft)
1 EL Mayonnaise (fettarm)

Zubereitung:

1. Backofen auf 180°C Umluft vorheizen.
2. Käse in den Mixtopf geben und 5 Sek/Stufe 8 zerkleinern.
3. Eier, Quark und Gewürze hinzufügen und 20 Sek/Linkslauf/Stufe 3 vermischen.
4. Die Masse auf ein mit Backpapier ausgelegtes Blech verteilen und 10 Min. backen. Mixtopf säubern.
5. Tomaten waschen und klein schneiden, Rucola waschen und trockenschleudern.
6. Gekochte Eier schälen, halbieren, in den Mixtopf geben und 5 Sek/Stufe 4 zerkleinern.
7. Thunfisch (vorher Saft ausdrücken), Tomaten und Rucola zusammen mit der Mayonnaise in den Mixtopf zu den Eiern geben und 15 Sek/Linkslauf/Stufe 1 vermischen. Mit Salz und Pfeffer würzen.
8. Teig aus Ofen holen und kurz abkühlen lassen.
9. Restliche Zutaten darauf verteilen und Teig aufrollen. Kalt stellen und dann portionsweise von der Rolle abschneiden.

Überbackene Auberginen

Für 2 Portionen
Pro Portion: 393 kcal/ 16 g KH/ 30,5 g P / 20,9 g F/

Zutaten:

50 g Gouda (jung)
1 Zwiebel
1 Knoblauchzehe
2 Auberginen (ca. 600 g)
1 TL Petersilie gehackt
1 TL Schnittlauch gehackt
150 g Hackfleisch (gemischt)
100 g Frischkäse (Kräuter)
Salz, Pfeffer

Zubereitung:

1. Ofen auf 180°C Umluft vorheizen.
2. Gouda in den Mixtopf geben und 5 Sek./Stufe 8 zerkleinern.
3. Zwiebel und Knoblauch abziehen.
4. Aubergine waschen, Strunk entfernen und einen kleinen Teil aushöhlen.
5. Auberginenfruchtfleisch, Zwiebel, Knoblauch und Kräuter in den Mixtopf geben und 5 Sek./Stufe 5 zerkleinern.
6. Hackfleisch, Frischkäse und Gewürze dazugeben und 1 Min./Teigstufe vermengen.
7. Masse in Aubergine füllen und in Auflaufform geben.
8. Goudaraspel darüber streuen und im Ofen für ca. 35 Min. backen.

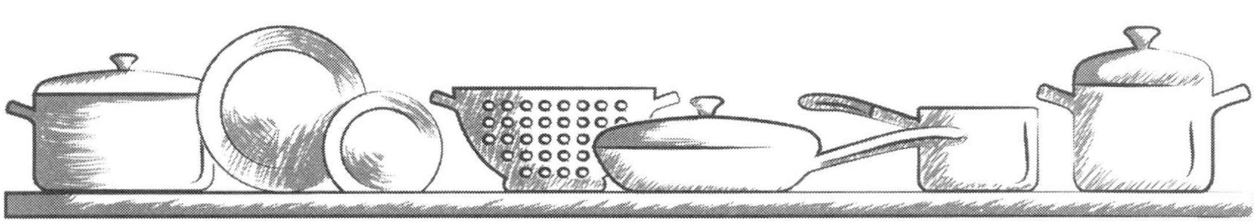

Kürbis-Hähnchen-Topf

Für 2 Portionen
Pro Portion: 288 kcal/ 33,1 g KH/ 27,6 g P / 4,6 g F/

Zutaten:

1 Zwiebel
1 Knoblauchzehe
1 EL Öl
200 g Hähnchen-Geschnetzeltes
1 Zucchini
1 Paprika rot
200 g Kürbisfleisch (z.B. Hokkaido)
200 g Kokosmilch
Salz, Pfeffer
1 TL Curry
1 TL Paprikapulver (edelsüß)
250 g Gemüsebrühe

Zubereitung:

1. Zwiebel und Knoblauch abziehen, in den Mixtopf geben und 5 Sek./Stufe 5 zerkleinern.
2. Öl hinzufügen und 5 Min./Varoma/Stufe 1 andünsten.
3. Hähnchen-Geschnetzeltes hinzugeben und weitere 5 Min./Varoma/Linkslauf Stufe 1 andünsten.
4. Zucchini und Paprika waschen, zusammen mit Kürbis in kleine Stücke schneiden.
5. Kokosmilch, Gewürze, Gemüsestücke und Brühe in den Mixtopf geben und 15 Min./100°C/Linkslauf/Stufe 2 garen.

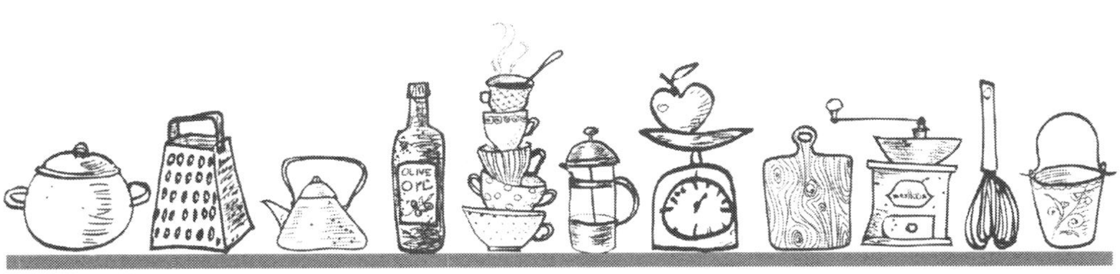

Eiermuffins

Für 2 Portionen

Pro Portion: 115 kcal/ 2,5 g KH/ 11 g P / 6,8 g F/

Zutaten:

1 Lauchzwiebel

1 Tomate

4 Eier

50 g körniger Frischkäse

50 g Katenschinken gewürfelt

Salz, Pfeffer

Zubereitung:

1. Backofen auf 200°C Ober-/Unterhitze vorheizen.
2. Lauchzwiebel in Röllchen, Tomaten in Würfel schneiden.
3. Eier, Frischkäse, Salz und Pfeffer in den Mixtopf geben und 10 Sek/Stufe 4 verquirlen.
4. Lauchzwiebel-, Tomaten- und Schinkenstücke hinzufügen und 10 Sek/Linkslauf/Stufe 2 unterheben.
5. Die Eiermasse in die gefetteten Mulden eines Muffin-Blechs geben und 20-25 Min. backen.

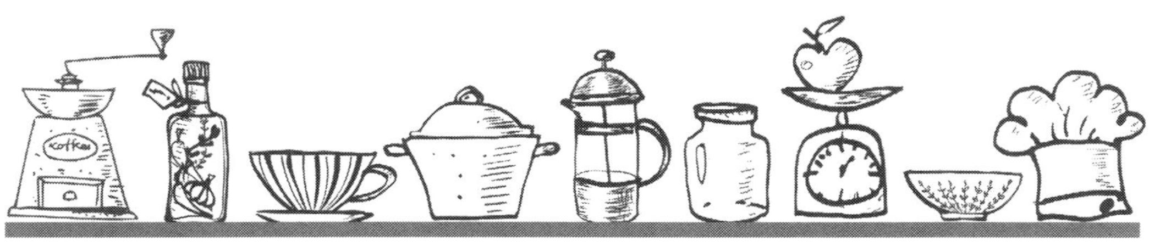

Kohl-Karotten-Eintopf

Für 2 Portionen
Pro Portion: 316 kcal/ 12,3 g KH/ 23,2 g P / 18,3 g F/

Zutaten:

250 g Karotten
300 g Spitzkohl
500 g Gemüsebrühe
1 EL Rapsöl
100 g Rindswurst
200 g Kräuterfrischkäse, fettarm
Salz, Pfeffer

Zubereitung:

1. Karotten schälen, in Scheiben schneiden. Spitzkohl in grobe Stücke schneiden.
2. Gemüsebrühe in den Mixtopf geben.
3. Karotten in Gareinsatz füllen, Spitzkohl in Varoma geben und 20 Min/Varoma/Stufe 1 garen.
4. Danach Karotten abseihen, Gemüsebrühe auffangen, wird später nochmals benötigt.
5. Öl und Rindwurst (vorher in Scheiben schneiden) in Mixtopf geben und 5 Min/Varoma/Linkslauf/Stufe 1 andünsten
6. 300 g der Gemüsebrühe hinzugeben.
7. Karotten, Spitzkohl und Frischkäse dazugeben und weitere 10 Min./100°C/Linkslauf/Stufe 1 köcheln lassen. Mit Salz und Pfeffer abschmecken.

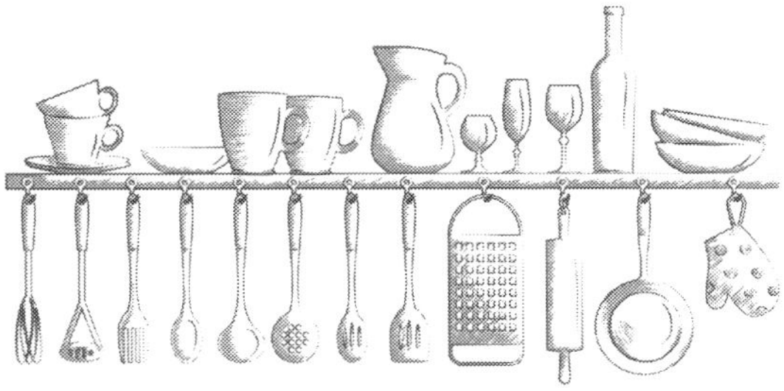

Rosenkohl-Auflauf

Für 2 Portionen
Pro Portion: 340 kcal/ 12 g KH/ 24,7 g P / 20,6 g F/
vegetarisch

Zutaten:

50 g Gouda
500 g Gemüsebrühe
500 g Rosenkohl
2 Eier
150 g Sahne (fettreduziert)
Salz, Pfeffer

Zubereitung:

1. Gouda in den Mixtopf füllen und 5 Sek/Stufe 8 zerkleinern.
2. Gemüsebrühe in den Mixtopf geben. Rosenkohl in Varoma legen und Varoma auf Mixtopf setzen. Das Ganze für 25 Min/Varoma/Stufe 1 garen.
3. Danach Gemüsebrühe in einen anderen Behälter umfüllen und Ofen auf 200°C vorheizen.
4. Rosenkohl in gefettete Auflaufform geben.
5. Eier, Sahne und 150 g der Gemüsebrühe in Mixtopf geben, würzen und 10 Sek/Stufe 5 vermengen, über den Rosenkohl gießen.
6. Käse darüber streuen und 25-30 Min. backen.

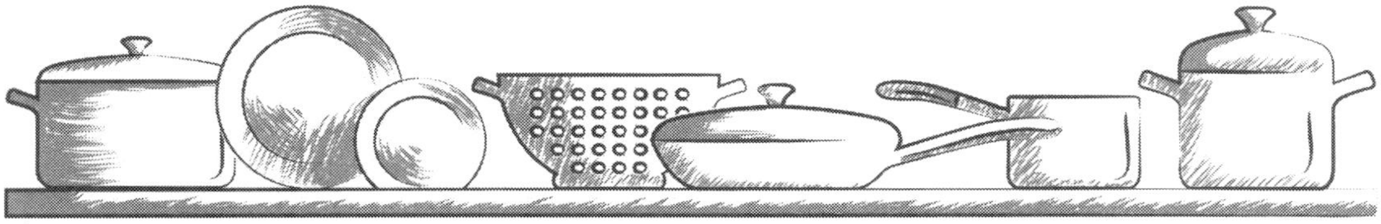

Zwiebelkuchen

Für 2 Portionen
Pro Portion: 363 kcal/ 13,9 g KH/ 28,1 g P / 21,1 g F/
vegetarisch

Zutaten:

50 g Gouda
4 Zwiebeln
1 EL Öl
300 g Frischkäse
3 Eier
Salz, Pfeffer, (Paprikapulver)
1 TL Petersilie gehackt

Zubereitung:

1. Backofen auf 180°C Umluft vorheizen.
2. Gouda in den Mixtopf geben und 3 Sek/Stufe 8 zerkleinern.
3. Zwiebeln abziehen, halbieren, in den Mixtopf geben und 5 Sek/Stufe 5 grob zerkleinern.
4. Öl hinzugeben und 5 Min/Varoma/Linkslauf/Stufe 1 andünsten.
5. Frischkäse, Eier, Gewürze und Petersilie dazugeben und 15 Sek/Linkslauf/Stufe 3 vermischen
6. Masse in gefettete Auflaufform geben und Käse darüber streuen.
7. 40-45 Min. im Ofen backen.

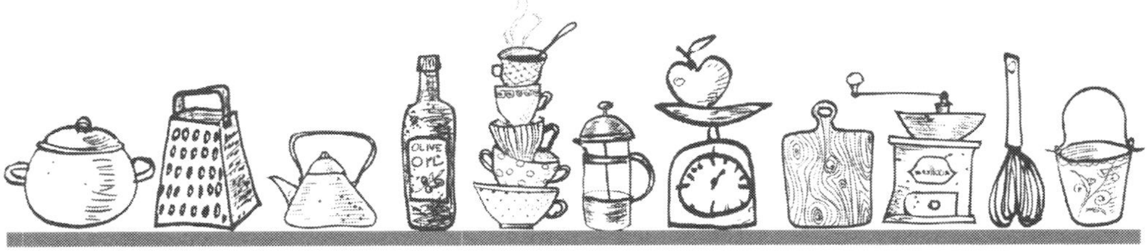

Spätzle

Für 4 Portionen
Pro Portion: 235 kcal/ 23,5 g KH (siehe Hinweis unten)/ 18 g P / 6,4 g F/ vegetarisch

Zutaten:

150 g Haferkleie
1 EL Flohsamenschalen
1 TL Salz
½ TL Kurkuma (oder Curry)
250 g Magerquark
3 Eier

Zubereitung:

1. Haferkleie in den Mixtopf geben und 5 Sek/Stufe 8 mahlen.
2. Flohsamenschalen hinzufügen und 3 Sek/Stufe 6 verrühren.
3. Salz, Kurkuma, Quark und Eier hinzufügen und 5 Min/Knetstufe vermengen.
4. Wasser in einem Topf erhitzen und salzen.
5. Sobald das Wasser kocht mit einem Spätzlehobel portionsweise Spätzle schaben, kochen und abseihen.

Hinweis. Haferkleie enthält sehr viele Ballaststoffe, die fast unverdaut wieder ausgeschieden werden. Haferkleie wirkt sättigend und ist sehr gut für die Verdauung (ausreichend trinken). Im Prinzip handelt es sich hier um einen „durchlaufenden" Posten, denn ein Großteil der Kohlenhydrate und auch ein Teil der Kalorien wird gleich wieder ausgeschieden. Das Verwenden von Haferkleie ist also auch im Rahmen einer Low Carb Ernährung in gewisser Menge sinnvoll.

Selleriepüree

Für 2 Portionen
Pro Portion: 83 kcal/ 6,8 g KH / 6,4 g P / 0,8 g F/
vegetarisch

Zutaten:

400 g Knollensellerie

3 EL Frischkäse fettreduziert

Salz, Muskatnuss gemahlen

Zubereitung:

1. Knollensellerie schälen, in Würfel schneiden und im Varoma verteilen.
2. Gemüsebrühe in den Mixtopf geben, Varoma aufsetzen und 20 Min./Varoma/Stufe 2 garen.
3. Gemüsebrühe aus dem Mixtopf gießen und die Selleriewürfel mit den restlichen Zutaten einfüllen. Für 20 Sek./Stufe 8 pürieren. Falls die gewünschte Konsistenz noch nicht erreicht ist, nochmals pürieren.

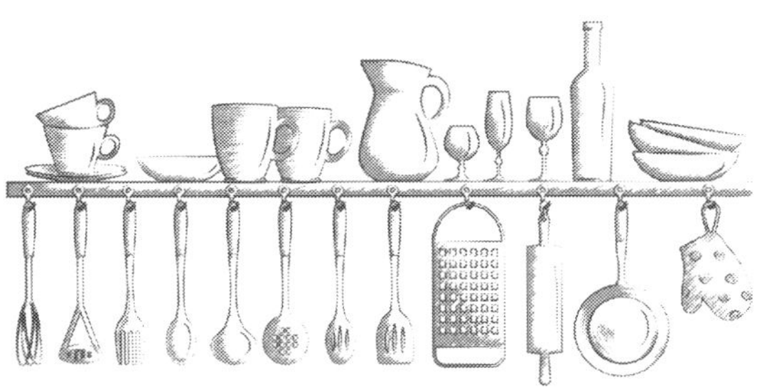

Kichererbsen Salat

Für 4 Portionen
Pro Portion: 274 kcal/ 15,5 g KH/ 12,9 g P / 16,1 g F/
vegetarisch

Zutaten:

1 Zwiebel
1 Knoblauchzehe
50 g getrocknete Tomaten
2 EL Öl
150 g Schafskäse
50 g Cocktailtomaten
1 EL heller Balsamico-Essig
½ TL Kurkuma
Salz, Pfeffer
500 g Kichererbsen (aus der Dose)

Zubereitung:

1. Zwiebel und Knoblauch abziehen.
2. Zwiebel, Knoblauch und getrocknete Tomaten in Mixtopf geben und 5 Sek./Stufe 6 zerkleinern.
3. 1 EL Öl dazugeben und für 5 Min./Varoma/Stufe 1 andünsten.
4. Schafskäse und Cocktailtomaten in kleine Würfel schneiden.
5. 1 EL Öl, Essig, Gewürze und Kichererbsen in den Mixtopf füllen, 20 Sek./Linkslauf/Stufe 0,5 vermischen.
6. Mind. 15 Min. durchziehen lassen.

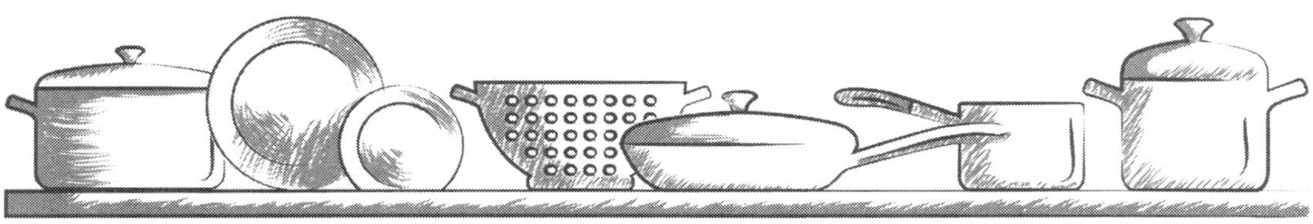

Quinoa-Salat

Für 4 Portionen
Pro Portion: 299 kcal/ 35,4 g KH/ 13,1 g P / 10,4 g F/
vegetarisch

Zutaten:

200 g Quinoa
1 Zwiebel
1 Knoblauchzehe
½ Gurke
1 rote Paprika
1 Tomate
100 g Mozzarella
2 EL Olivenöl
500 g Gemüsebrühe
2 EL Essig
2 EL Zitronensaft
1 TL Erythrit (Süßungsmittel optional)
Salz, Pfeffer

Zubereitung:

1. Quinoa durchspülen und abtropfen lassen.
2. Zwiebel und Knoblauch abziehen.
3. Gurke, Paprika und Tomate waschen und würfeln.
4. Mozzarella ebenfalls würfeln.
5. Gurke, Paprika, Tomate und Mozzarella in eine Schüssel geben.
6. Zwiebel und Knoblauch in den Mixtopf geben und 5 Sek/Stufe 5 zerkleinern.
7. 1 EL Öl dazugeben und 5 Min./Varoma/Stufe 1 andünsten.
8. Quinoa in den Mixtopf hinzufügen.
9. Gemüsebrühe einfüllen und 15 Min./100°C/Linkslauf/Stufe 1 köcheln lassen.
10. 1 EL Öl, Essig, Zitronensaft, Gewürze und Gemüsewürfel in den Mixtopf geben und 30 Sek./Linkslauf/Stufe 1 vermischen.
11. Vor dem Verzehr mind. 15 Min. durchziehen lassen.

Eiweiss-Brot

Für 1 Brot /ca. 10 Scheiben
Pro Scheibe: 95 kcal/ 5 g KH/ 5,8 g P / 4,5 g F/
vegetarisch

Zutaten:

25 g Chiasamen gemahlen
150 g Magerquark
150 g Wasser
1 EL Backpulver
40 g Weizenkleie
30 g Mandeln gemahlen
40 g Flohsamenschalen gemahlen
50 g Leinsamen ganz
50 g Haferkleie
1 TL Salz

Zubereitung:

1. Ofen auf 200°C Ober-/Unterhitze vorheizen.
2. Chiasamen in den Mixtopf geben und 10 Sek/Stufe 9 mahlen.
3. Quark und Wasser hinzugeben und 20 Sek/Stufe 3 vermengen.
4. Restliche Zutaten hinzufügen und 2 Min/Teigstufe kneten.
5. Teig in Form füllen (mit Backpapier ausgelegt) oder auf ein Backblech geben und 60 Min. backen.

Kürbiskern-Brötchen

Für ca. 8 Stück
Pro Stück: 134 kcal/ 3,7 g KH/ 10,4 g P / 7,2 g F/
vegetarisch

Zutaten:

3 Eier
200 g Magerquark
1 TL Salz
50 g Chiasamen
50 g Leinsamen geschrotet
2 EL Flohsamenschalen gemahlen
20 g Haferkleie
2 EL Backpulver
2 EL Kürbiskerne (zum Bestreuen)

Zubereitung:

1. Ofen auf 160°C Umluft vorheizen.
2. Eier, Magerquark und Salz in den Mixtopf geben und 10 Sek./Stufe 4 verrühren.
3. Dann die restlichen trockenen Zutaten hinzufügen (außer den Kürbiskernen) und 20 Sek/Linkslauf/Stufe 3 vermischen. Ca. 10 Min quellen lassen.
4. Teigmasse mit der Hand nochmals gut durchkneten und zu Brötchen formen.
5. Mit Wasser bestreichen, die Kürbiskerne darauf streuen und etwas andrücken.
6. Brötchen auf ein mit Backpapier ausgelegtes Backblech geben und 45-50 Min. backen.

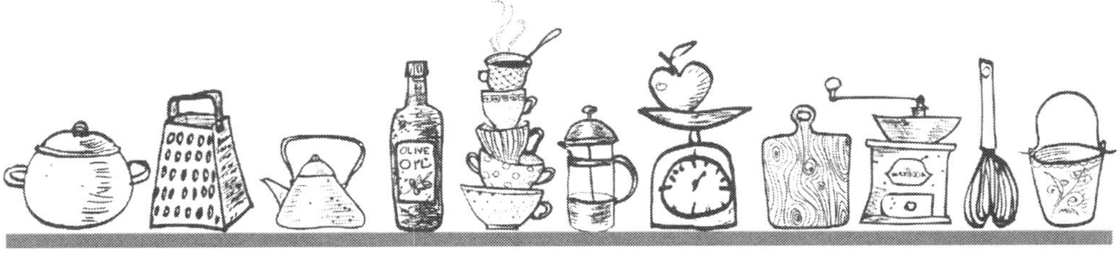

Avocado-Dip

Für 4 Portionen
Pro Portion: 160 kcal/ 4,3 g KH/ 5,4 g P / 12,2 g F/
vegetarisch

Zutaten:

½ rote Paprika
½ gelbe Paprika
400 g Avocadofruchtfleisch
100 g Feta
1 TL Limettensaft
1 EL Schnittlauch gehackt
½ TL Curry
Salz, Pfefferf

Zubereitung:

1. Paprika waschen und vierteln.
2. Avocadofruchtfleisch, Paprika und Feta (in Stücke gebrochen) in Mixtopf geben und 5 Sek/Stufe 5 zerkleinern.
3. Limettensaft, Schnittlauch und Gewürze hinzugeben und 15 Sek/Linkslauf/Stufe 2 vermengen.
4. 30 Min. kaltstellen und evtl. nochmal abschmecken.

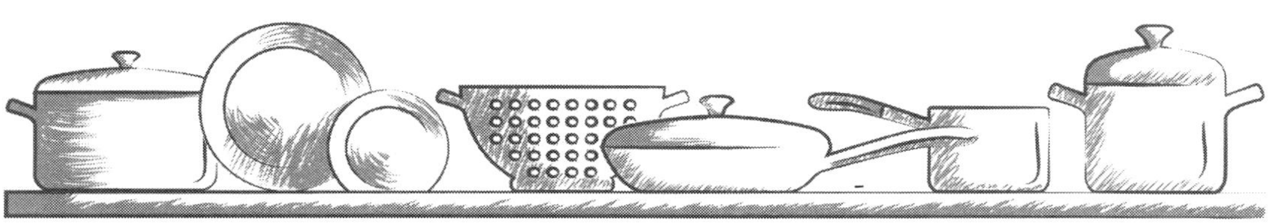

Orientalischer Dip

Für 4 Portionen
Pro Portion: 164 kcal/ 26,6 g KH/ 6,6 g P / 3,1 g F/
vegetarisch

Zutaten:

- 2 Knoblauchzehen
- 150 g getrocknete Datteln (ohne Stein)
- 150 g Hüttenkäse
- 100 g saure Sahne
- Salz, Pfeffer
- 1 TL Chilipulver

Zubereitung:

1. Knoblauch abziehen.
2. Knoblauch und Datteln in Mixtopf geben und 10 Sek/Stufe 8 pürieren.
3. Hüttenkäse, saure Sahne und Gewürze hinzufügen und 15 Sek/Stufe 4 vermengen.
4. Dip 20 Min. kaltstellen.

Tipp: Passt sehr gut zu Gemüsesticks aber auch gebratenen Fleischspießen.

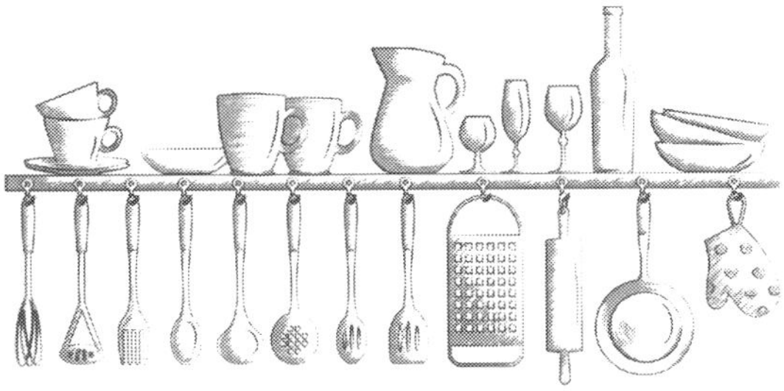

Mango-Apfel-Chia-Quark

Für 2 Portionen
Pro Portion: 198 kcal/ 17,7 g KH/ 2 g P / 5,6 g F/
vegetarisch

Zutaten:

2 EL Chia-Samen
150 g Mandelmilch
200 g Quark
1 Apfel
100 g Mango-Fruchtfleisch

Zubereitung:

1. Chia-Samen und Mandelmilch in den Mixtopf geben und 10 Sek./Linkslauf/Stufe 3 vermischen. Danach ca. 45 Min. quellen lassen.
2. Quark hinzugeben und 20 Sek./Linkslauf/Stufe 2 vermischen und danach in Gläser füllen.
3. Apfel waschen, schälen und vierteln.
4. Mangostücke und Apfelviertel in den Mixtopf geben und 15 Sek./Stufe 7 pürieren.
5. Das Apfel-Mango-Mus über den Chia-Pudding geben.

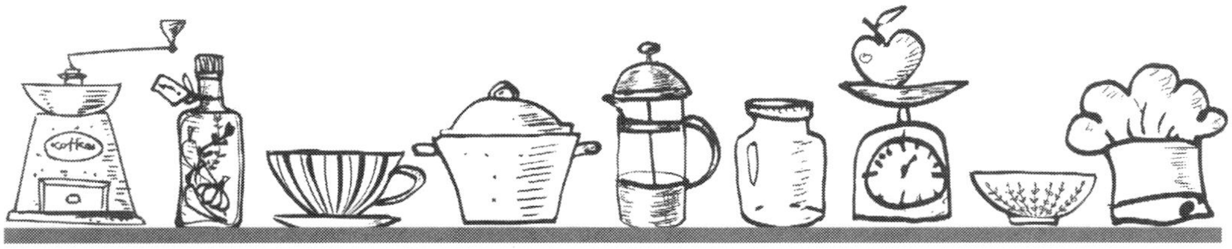

Vanille-Quarkies

Für 4 Portionen
Pro Portion: 91 kcal/ 4,4 g KH/ 10,7 g P / 3,2 g F/
vegetarisch

Zutaten:

200 g Quark

2 Eier

1 Päckchen Backpulver

100 g Mandelmehl

1 Prise Vanillepulver

1 Prise Salz

2-3 EL Erythrit (oder anderes Süßungsmittel

2 Tropfen Rum- oder Vanillearoma (optional)

Zubereitung:

1. Backofen auf 180°C Umluft vorheizen
2. Alle Zutaten in den Mixtopf geben und 20 Sek/Stufe 4 vermischen.
3. Brötchen formen, auf ein mit Backpapier belegtes Backblech geben und im Ofen 20 Min. backen

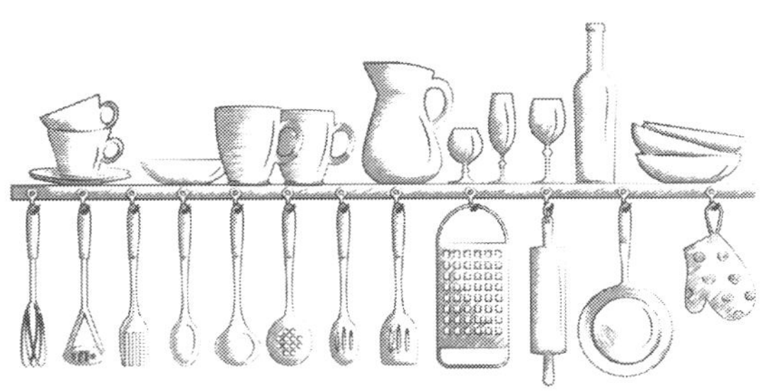

Erdnusswaffeln

Für 4 Portionen
Pro Portion: 229 kcal/ 6,1 g KH/ 22,8 g P / 11,4 g F/
vegetarisch

Zutaten:

2 Eier
50 g Erdnussbutter
150 g Quark
1 TL Stevia (alternativ: 2 EL Erythrit)
100 g Mandelmehl
1 EL Rapsöl

Zubereitung:

1. Eier, Erdnussbutter, Quark und Süßungsmittel in den Mixtopf geben und 20 Sek/Stufe 4 verrühren.
2. Mandelmehl hinzugeben und 15 Sek/Stufe 4 verrühren.
3. Waffeleisen mit Fett auspinseln und Waffeln portionsweise herausbacken.

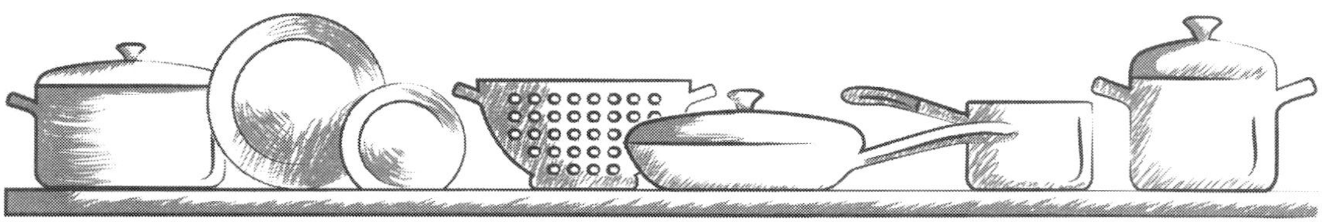

Haferkleie Porridge mit Früchten

Für 1 Portion
Pro Portion: 326 kcal/ 45,3 g KH (siehe Hinweis unten)/ 15,7 g P / 6,9 g F/ vegetarisch

Zutaten:

60 g Haferkleie
180 g Milch (fettarm) oder Mandelmilch
20 g Himbeeren
20 g Heidelbeeren
20 g Erdbeeren
1 Prise Zimt

Zubereitung:

1. Haferkleie und Milch in dem Thermomix geben und 5 Min/100°C/Stufe 2 köcheln lassen.
5. Danach in eine Schüssel füllen und mind. 5 Min. ziehen lassen.
6. Währenddessen Beeren waschen und ggfs. klein schneiden.
7. Beeren über die Kleie geben und mit Zimt bestreuen

Hinweis. Haferkleie enthält sehr viele Ballaststoffe, die fast unverdaut wieder ausgeschieden werden. Haferkleie wirkt sättigend und ist sehr gut für die Verdauung (ausreichend trinken). Im Prinzip handelt es sich hier um einen „durchlaufenden" Posten, denn ein Großteil der Kohlenhydrate und auch ein Teil der Kalorien wird gleich wieder ausgeschieden. Das Verwenden von Haferkleie ist also auch im Rahmen einer Low Carb Ernährung in gewisser Menge sinnvoll.

IMPRESSUM

Anna Baum, c/o BJ-Autorenservice, Bianca Jantzen,
Gildehauser Weg 140a, 48529 Nordhorn

ISBN-13: 978-1984358158

ISBN-10: 1984358154

Bildnachweis:

Cover:
Depositphotos.com: © Levranii, © gresey, © zhaz, © sarsmis

Text- und Rezeptteil Bilder:
Depositphotos.com: © bitpics, © eveleen, © Netkoff, © schiva, © yusak_p, © ornavi, © Elinacious
Fotolia.com: © strichfiguren.de, © trueffelpix

Alle Ratschläge in diesem Buch wurden von der Autorin und von ihren Beauftragten sorgfältig erwogen und geprüft. Sie bieten jedoch keinen Ersatz für kompetenten, fachlichen und persönlichen Rat. Eine Garantie kann daher nicht übernommen werden. Eine Haftung der Autorin für Personen-, Sach- und Vermögensschäden ist ausgeschlossen.

10960848R00050

Printed in Germany
by Amazon Distribution
GmbH, Leipzig